小儿推拿妈妈做

三字经派小儿推拿家庭宝典

主 编 王 琳 杨丽娟

副主编 田端亮 李 玮

编 委 （按姓氏笔画排序）

王 琳 田端亮 包艳燕

李 玮 杨丽娟 郑丽艳

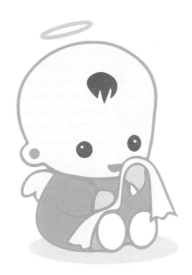

中国中医药出版社

·北 京·

U0346429

图书在版编目（CIP）数据

小儿推拿妈妈做：三字经派小儿推拿家庭宝典 / 王琳，杨丽娟
主编 . —北京：中国中医药出版社，2015.1（2017.12 重印）

ISBN 978-7-5132-2167-2

Ⅰ . ①小… Ⅱ . ①王… ②杨… Ⅲ . ①小儿疾病—推拿
Ⅳ . ① R244.1

中国版本图书馆 CIP 数据核字（2014）第 281367 号

中 国 中 医 药 出 版 社 出 版

北京市朝阳区北三环东路 28 号易亨大厦 16 层

邮政编码　100013

传真　010 64405750

河北省武强县画业有限责任公司印刷

各地新华书店经销

*

开本 710×1000　1/16　印张 10.25　字数 137 千字

2015 年 1 月第 1 版　2017 年 12 月第 2 次印刷

书号　ISBN 978-7-5132-2167-2

*

定价　35.00 元

网址　www.cptcm.com

如有印装质量问题请与本社出版部调换

版权专有　侵权必究

社长热线　010 64405720

购书热线　010 64065415　010 64065413

微信服务号　zgzyycbs

书店网址　csln.net/qksd/

官方微博　http://e.weibo.com/cptcm

淘宝天猫网址　http://zgzyycbs.tmall.com

写给年轻的妈妈

　　我是一位年轻妈妈，虽然也是中医大夫，但在初为人母时，面对孩子生病，第一感觉仍然是手足无措，第二反应是快去医院。去了医院，如果没有熟人，多数要经过漫长而条件恶劣的等待才能见到医生，医生看诊，开化验单，取血，等结果，再找医生开药……这一趟下来大人孩子身心俱疲。

　　几次这样的经历之后，加之滥用抗生素、动辄输液的问题越来越受关注，我开始考虑传统的小儿推拿方法。小儿推拿已经有上千年的历史，安全可靠，疗效好，无痛苦，是很适合孩子的治疗方法。找医生试了一次，孩子不肯配合，而且需要几次复诊，就没坚持。忽然有一天，心中萌发自己动手的念头——孩子睡着了，可以趁这个时候给他推拿呀！在专业推拿医生的推荐和指导下，我开始学习三字经派小儿推拿的方法。小儿推拿有很多流派，各有特色，其中三字经派相对取穴少，手法简单，适合初学。经过几年的实践，我对小儿推拿越来越有信心了，经常会给朋友推荐，也教会他们自己使用，大家都体会到了这一疗法的奇特和实用。现在孩子有什么不舒服，我就给孩子推拿，解决当下的问题，防止发展。或者周围有人生病，也给孩子推拿，以防传染。如果不小心已经生病，只要不是很紧急，也首先选择推拿，最多配些口服药。几年下来，孩子基本没生过什么大病，没打过针，没输过液。孩子少遭罪，大人也少了许多奔波劳顿之苦。

数年的经验让我体会到，家庭中孩子最亲近的人学会小儿推拿对孩子的健康有极大的好处，不仅能治病，还能促进消化、呼吸、神经等各系统的生长发育。孩子身体好了，情绪也会比较稳定，体力、智力、情商全方位得以健康良好地发展。因而，特别邀请山东中医药大学的王琳老师（王老师是专业的小儿推拿医生，全面继承和发扬了三字经派小儿推拿的理论与方法，临床经验非常丰富），和我一起写下这本书，希望为年轻的妈妈，当然还有孩子的爸爸和其他亲人，带来简单、实用、可靠的治疗和调理方法，为孩子的健康保驾护航！

杨丽娟

2014 年 10 月

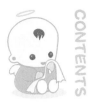

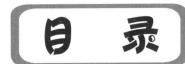

第三部分

第四部分

第一部分

小儿推拿好处多

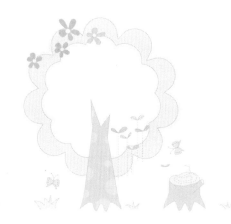

小儿推拿是怎么回事

小儿推拿古称小儿按摩，是指运用特定的推拿手法，在小儿体表特定的穴位或部位进行操作，用来预防和治疗疾病的一种外治疗法。小儿推拿还具有神奇的助生长、益智力等保健效用。

小儿推拿是中国特有的自然疗法，其历史悠久，在秦汉时期的书籍中已有记载，约在明清时期形成独立体系并成为小儿推拿专科。其基本理论源于中医，是中医推拿学的一个重要分支。小儿不等同于成人的缩影，有着特殊的生理和病理特点，故而诊治方法也有其特殊性。因此，小儿推拿在穴位和手法等方面均与成人推拿不尽相同，具有一套独特而完整的理论体系和实用方法。

千百年的实践证明，小儿推拿疗效显著，而且无副作用，无痛苦，可以减少用药甚或不用药，并缩短病程，为小儿的健康以及中华民族的繁衍昌盛做出了不可磨灭的贡献，被誉为"神奇的绿色疗法"。

小儿推拿的特点

易学易懂

小儿推拿操作简单，易学易懂，只要遵循推拿规律，经几次练习就可以掌握基本的方法。小儿推拿是一种中医特色疗法，不需要任何器械及药品，通过医师的双手在小儿体表部位施术，就可以达到防治疾病的目的。它不受医疗条件的限制，随时随地都可以实施。不仅方便、安

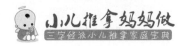

全，而且节省费用。

🐾 见效快，疗效高

多年临床证明，小儿推拿对小儿常见病、多发病都有较好的疗效，尤其对于消化道疾病效果更佳。对许多慢性病、疑难病也有较好的疗效。

🐾 安全，无危险

只要对疾病诊断正确，依照小儿推拿的操作方法合理进行施治，一般不会出现危险或不安全问题。

🐾 没有毒副作用，利于康复

小儿推拿在治疗中避免了某些药物的不良反应或毒性反应，同时也纠正了个体差异以及药物因剂量不适而对小儿身体所引起的不良反应或毒副作用，是一种有利无害的治疗方法，符合当今医学界推崇的自然疗法的要求。

🐾 无痛苦，易接受

为小儿治疗疾病，如果运用服药、打针、输液等治疗方法，小儿都会遭受程度不同的痛苦，经常给疾病治疗带来麻烦，甚至可能失去最佳时机。同时，因为小儿不能和医生配合，也常常会影响疗效。而应用小儿推拿疗法，小儿不会有任何痛苦感，因此能够消除小儿在疾病治疗过程中的恐惧心理，从而容易被小儿接受。

🐾 不易复发

小儿推拿疗法根据中医基本理论，对于易反复发作的慢性病，都可以针对病因，通过手法施术，加强气血循环，恢复脏腑功能，达到治病去根的目的。

预防保健

小儿推拿除了有良好的治疗效果外，还有非常好的预防保健功能，可以增强小儿体质，提高小儿的抗病能力。

小儿推拿是怎样发挥作用的

小儿推拿运用特定的手法作用于小儿体表的特定穴位或部位，通过能量转换产生生物效应，并经过神经、体液等系统的传递，对神经、循环、消化、泌尿、免疫、内分泌、运动等各系统的生理病理过程以及镇痛机制等都产生影响，进而起到防治疾病和保健的作用。

小儿的生理特点为：脏腑娇嫩，形气未充，免疫力低下，同时又生机勃勃，发育旺盛，代谢快、吸收快、排泄快。因此，小儿对外界环境因素的影响敏感性高，一方面表现为易于患病，病情发展快，另一方面，对恰当合理的治疗也容易感知，易趋康复。实践证明，小儿推拿作为一种"环境因素干预"，对小儿具有双向的良性刺激作用，使其生理功能向正常方向转化。

小儿在外易受风寒湿热等外邪所侵，在内又易被乳食不节所伤，从而容易发生感冒、咳嗽、哮喘等肺系病证，以及厌食、泄泻、便秘、腹痛等脾胃系病证。小儿推拿通过穴位补泻及胸腹背部的直接操作，能调节胃肠蠕动，改善胃肠道血液循环和淋巴回流，加速消化液分泌，促使炎症消散，利于组织恢复，具有药物不可替代的优势。由于小儿推拿主要从增强机体抗病能力着手来治疗疾病，而药物治疗则或多或少要干扰

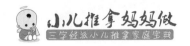

人体免疫机制，因而从长远来看，选用推拿为主的治疗或辅助以推拿治疗，远比滥用药物（如抗生素类）治疗更有利于孩子的健康成长，宝宝也更容易接受。

小儿推拿可以治疗哪些病证

小儿推拿治疗范围广泛，儿科常见病，甚至一部分传染病，如麻疹、水痘、百日咳等，都可以应用推拿治疗。

其中疗效比较显著的病证有：

呼吸系统病证：感冒，咳嗽，发热，鼻炎等。

消化系统病证：泄泻，呕吐，厌食，腹痛，疳积，便秘等。

其他：夜啼，汗症，口疮，遗尿，五迟五软等。

根据临床部分资料统计：治疗发热总有效率为94％；治疗急惊风总有效率为96％；治疗外感咳嗽治愈率为81％，总有效率为99％；治疗小儿惊症的治愈率为97.5％，总有率为100％；治疗小儿厌食的治愈率为95％，总有效率为99％。

小儿推拿疗效奇特，不使用药物，又能够起到用药的作用，有时比用药起效还快、疗效还好，无不良反应，又可免除患儿打针服药之痛苦。

小儿推拿疗法不但可以治病，还可预防疾病，促进小儿生长发育，健脑益智。

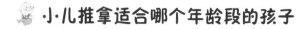 小儿推拿适合哪个年龄段的孩子

小儿推拿一般适用于 0 ~ 6 岁的孩子，6 ~ 12 岁也可以应用此法，但因为随着年龄的增长，机体对按摩的感知力下降，所以每个穴位的推拿时间相对要长一些，力度大一些，可以配合一些成人推拿的手法一起使用。通常 12 岁以上的孩子很少用小儿推拿的方法了，而是可以直接使用成人推拿的方法。

什么情况下不要做小儿推拿

小儿有骨折、脱臼、烧烫伤、皮肤疮疡、创伤出血等情况时，不宜使用推拿。皮肤破损未修复的局部禁止推拿。

极度虚弱及危重病儿童不宜单独使用推拿，须采取综合疗法。

某些急性传染病不适合推拿，如猩红热、水痘、肝炎、肺结核等。

患有出血性疾病如白血病、再生障碍性贫血等的孩子，禁止推拿。正在出血和内出血的部位应禁用推拿。

各种皮肤病患处不宜推拿。

各种恶性肿瘤的局部不宜推拿。

对诊断不明确的急性病证一般应首先明确诊断。

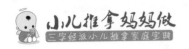

妈妈学习小儿推拿有什么好处

孩子生病时，作为妈妈，最大的愿望就是想让他尽量少痛苦，尽量快点好。一些专门的儿科用药虽然口味比较好，孩子容易接受，但经常有些恶心、腹泻、肠胃不舒服等不良反应。打针输液，孩子受痛，家长心疼，且有后患，不到不得已能免则免。小儿推拿已经有上千年的历史，安全可靠，疗效好，孩子不痛苦。给孩子做小儿推拿，不但要掌握穴位及手法操作，而且爱心与责任心也很关键，所以妈妈最胜任。小儿推拿在孩子安静时最容易进行，尤其入睡以后，所以妈妈是最好的做手法的人选。

妈妈学会小儿推拿可以在家给孩子治疗和调理，时间自由，不必奔波，还增进亲子感情。一旦掌握小儿推拿的技术，将使妈妈受益匪浅，一劳永逸。中医有很多方法来自民间，经过整理和提高后再回归民间，因此，妈妈们要坚信，即便是没有医学基础的人，只要用心，也可以学好。

三字经派小儿推拿有什么特点

三字经派小儿推拿是盛行于山东的一个小儿推拿学派。

清代名医徐谦光创立推拿三字经学派，著有《推拿三字经》一书，通治成人和小儿的疾病，以成人为主。近代李德修继承了徐谦光《推拿三字经》的精华，并在此基础上，潜心研究小儿推拿，成为三字经派小儿推拿的奠基人。

三字经派小儿推拿的临床疗效高，更突出的特点是取穴少，手法简单，可重复性强。

具体来讲有以下几点：

● 取穴少，一般每次用 3 ~ 5 穴，甚至使用独穴（即每次仅用 1 个穴位）。

● 无论男女，均取左侧上肢肘以下穴位，这样便于记忆。

● 推拿时间长，每个穴位 5 ~ 15 分钟，如果病重的话还要更长，以此来保证足够的刺激量。

● 手法简单，只有推、拿、揉、运、捣、掐、分、合 8 种，实用而质朴。

基于以上特点，本书从众多小儿推拿方法中，选择三字经派小儿推拿进行详细介绍，以下提到小儿推拿的穴位，如果没有特别说明，都是指三字经派小儿推拿穴位。

三字经派小儿推拿家庭宝典的实用意义

三字经派小儿推拿的临床疗效高，更为可贵的是取穴少，手法简单易学，便于记忆，而且可重复性强，因此非常适合面向家庭推广。但是目前有关三字经派小儿推拿的图书多为专业著作，专业性强，病种也很多，专业人员学习较为适合，而没有中医学基础的人学习起来颇为困难，再者，一些病证也不适合在家庭中由家长来治疗。

本书特为有意愿学习三字经派小儿推拿的家长量身定做，充分考虑家长的实际需求，重点选择确实适合在家庭进行治疗的病证，力图更加简明清晰地介绍穴位的位置、操作方法及作用，而且每个病证都配有取穴或操作的图片，令人一目了然，免去前后翻阅查找之繁琐。

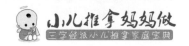

通过本书的学习，即使是没有中医基础的家长，只要用心，都可以学好。一旦掌握了其思路和技术，不仅孩子减少痛苦，家长也免去许多奔波劳顿之苦。

第二部分

小儿推拿一点通

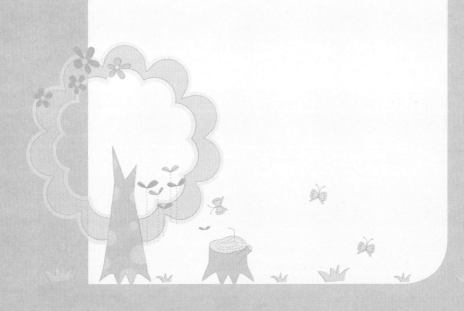

🐻 小儿推拿常用手法

手法是推拿的施术基础。小儿推拿手法的基本要求是：柔和，均匀，持久，有力，正所谓轻而不浮，快而不乱，平稳扎实，作用渗透。

柔和是指不要生硬地用力。

均匀是指力度、频率、幅度几个方面都要均匀，不要忽轻忽重、忽快忽慢。

持久是指每个穴位操作的时间较长，绵绵连续，一般为 5 ~ 15 分钟，如果病情较重或者只用独穴的话更要 20 ~ 30 分钟或者更长。

有力是指力度要达到一种渗透的效果。

三字经派小儿推拿的手法相对简单，常用的有推、拿、揉、运、捣、掐、分、合 8 种。

👣 推法

推法是一种直线单方向的摩擦，操作的着力部位主要是拇指挠侧缘或螺纹面，或食指、中指两指指面，在穴位的皮肤直线推动。

根据推动的方向不同，推法分清（清就是泻的意思）、补、清补 3 种。一般来说，离心方向（指根→指尖）为清，向心方向（指间→指根）为补，来回往复为清补。但有一个特例，清天河水是向心方向的。

推法主要用于线性穴位。如补大肠经（图 2-1）。

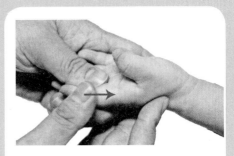

图 2-1 补大肠经

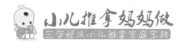

拿法

拿法是用拇指与食指
（或食、中二指）夹住穴位，
同时相对用力夹持，提起，
并同时捻揉的手法。

拿法在小儿推拿中属于
一种强烈刺激的手法，主要
用于发汗、醒神等治疗。

拿法一般用于点状穴
位。如拿列缺（图2-2）。

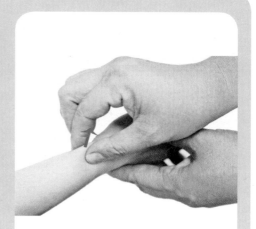

图2-2　拿列缺

揉法

揉法是用拇指、食指或
中指螺纹面按在穴位上，不
离其处，旋转揉动。

揉法用于点状穴位。如
揉外劳宫（图2-3）。

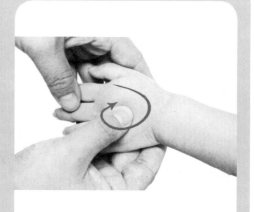

图2-3　揉外劳宫

运法

运法是用拇指，或食、中两指，或食、中、无名三指的螺纹面在穴位上做弧形或环形摩动。

运法用于掌部面形穴位。如顺运内八卦（图2-4）。

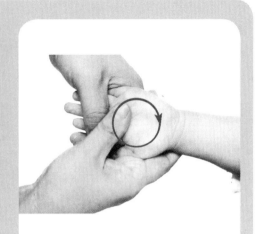

图2-4　顺运内八卦

捣法

捣法是食指或中指屈曲，用指尖或屈指关节背面捣打在穴位上，像敲门状。

捣法用于点状穴位。如捣小天心（图2-5）。

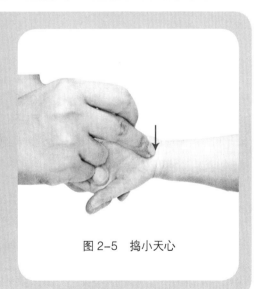

图2-5　捣小天心

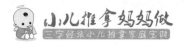
掐法

掐法是用拇指或其他手指的指甲在穴位上垂直向下按压，使穴位产生酸麻胀的感觉。注意不要掐破皮肤。如掐揉二扇门（图2-6）。

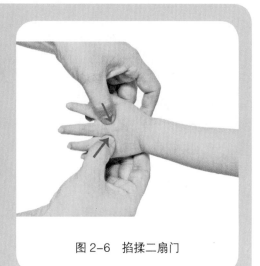

图2-6　掐揉二扇门

分法

分法是用两手拇指同时从穴位处向两旁分推。如分阴阳（图2-7）。

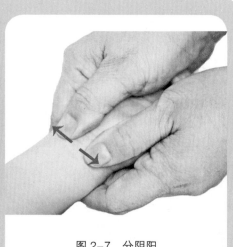

图2-7　分阴阳

合法

合法是用两手拇指同时从穴位两旁向穴位处合推。如合阴阳（图2-8）。

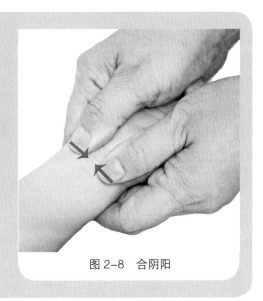

图2-8 合阴阳

　　以上这些手法虽然简单，但应用之前应该先在自己身体上经常练习，并在自己身体上找穴位，结合穴位练习手法，这样才能逐渐熟练起来，一旦需要，就可自如应用了。

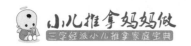

给宝宝推拿用多大的力度

小儿肌肤骨骼娇嫩，不适合大力度的手法操作，而应该柔和，以宝宝能够耐受为宜。对于半岁以内的小婴儿，抚触的力度就够了；随着宝宝月龄、年龄增加，力度可以逐渐增大，但总以宝宝可以接受，不引起宝宝哭闹，不引起皮肤发红破损为原则。要注意的是，轻柔不等于漂浮，而要扎实渗透。

给宝宝推拿要多长时间

三字经派小儿推拿取穴少，但每个穴位操作的时间要比较长，以保证足够的刺激量，才能取效。一般来说，1～3岁的宝宝，每个穴位每次推5～15分钟，治疗1次，最少需要30分钟。如果累了，可以在每个穴位操作完之后适当休息一会儿，但每一次治疗尽量在1个半小时之内完成。随着孩子年龄增长，推拿的时间要适当延长。

如果病情比较重或比较急，每个穴位可以推20～30分钟。如属病危抢救，时间还要更长，甚至推到脱离危险为度。李德修先生就有推拿7个小时从而挽救病危患儿生命的记录。当然，在宝宝病情急重的情况下，首先还是要去医院诊治，家长千万不要自作主张自行推拿治疗，以免耽误病情。

一般病证，每天推拿1次即可；病情急重的，每天可推拿2～3次；尤其是发高烧时，可以不拘次数。

如果治疗得法，一般经过一个疗程3～5天的治疗，病情可获好转。如果推拿无效，可能是对病情没有认识清楚，或者选穴不准确，或者操作时间不够，家长应该咨询专业医生再行调整。

给宝宝推拿用什么润滑剂比较好

在皮肤上直接进行推拿，尤其是推法、运法等摩擦类手法时，一般需要润滑剂保护皮肤，同时便于手法操作，有的润滑剂还内含药物成分，通过皮肤的渗透吸收发挥药效。

旧法小儿推拿常用葱姜水、薄荷水、鸡蛋清、凉水、麻油、冬青油（膏）等。例如：

● 冬春季节风寒感冒，用葱白或生姜捣烂，取其汁液作为推拿介质，不仅润滑皮肤，还能辛温发散。

● 感冒发烧，用清洁凉水作为推拿介质，有清凉退热的作用。

● 夏天外感风热，或暑热引起的发热、咳嗽，用薄荷水有辛凉解表、清暑退热的作用。

● 鸡蛋清在民间是治疗小儿感冒、食积常用的推拿介质。

● 冬青油（膏）常用于虚寒性腹泻。

李德修先生在旧法基础上改用滑石细粉，干爽滑利，久推无碍，比旧法便利。

目前有研究认为粉状物有可能被宝宝吸入鼻腔引起鼻痒等不适，痱子粉、爽身粉等已不建议经常使用，加之推拿操作在宝宝手上进行，宝宝有时会有"吃手"或"不洗手抓食物"等动作，所以用可食用的麻油、橄榄油等作为介质更为安全。

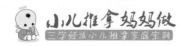

🐾 推拿前准备

● 熟悉将要操作的穴位和时间。

● 摘掉戒指、手链等首饰。

● 用温水洗干净手，如果手上有厚的角质（所谓"死皮"），最好用去角质膏、摩砂膏等磨洗掉。

● 将润滑油、纸巾或毛巾等放在伸手可以拿到的地方。

● 把计时用的钟表放在方便看到的地方。

● 椅子、垫手用的毛巾也准备好。

🐾 妈妈要注意保护好自己

给宝宝推拿，看上去轻描淡写，不费什么力气，但因为操作时间长，手法单调，很容易疲劳，甚至引起劳损。所以，妈妈要从心理和身体上做好保护自己的防范措施。

1.首先妈妈要有"辛苦"的心理准备。刚开始时，多数人很容易"轻敌"，觉得这不算什么，一做之后就容易疲劳，"怎么这么累呀"。而且一个动作重复很多遍，也容易让人急躁。有了思想准备就会好多了。要知道，妈妈的"爱心"就是最好的心理动力。

2.要选择有利于自己操作的姿势。比如：

● 宝宝睡在床上，妈妈坐在床边的椅子上。

● 妈妈胳膊下可以垫块儿毛巾。

● 做完一个穴位可以稍微休息一下，换另外一种手法的穴位做。

● 两只手轮流做。

3.可以换另外一位家人做。

4.做完后用温水洗干净手。

第三部分

宝宝小手奥秘多

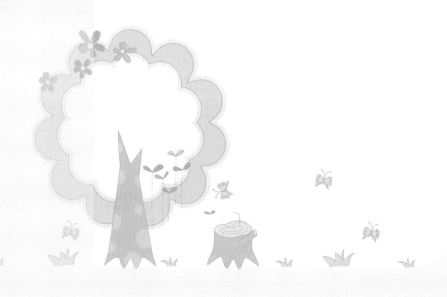

宝宝的小手上蕴藏着许多健康秘密，那就是可以帮助宝宝维护和恢复健康的穴区或穴点。让我们来认识认识吧！

脾经——健脾益胃效最佳

位置　拇指桡侧，赤白肉际处，由指尖到指根成一直线（图3-1）。

操作　补脾经：自指尖推向指根。能健脾胃，补气血。

清脾经：自指根推向指尖。能清热利湿，化痰止呕。

清补脾经：从指尖到指根，来回推。兼具以上两种功效。

治疗　腹泻、厌食、呕吐、体虚等。

时间　5～10分钟。

提示　本穴多用补法少用清法。

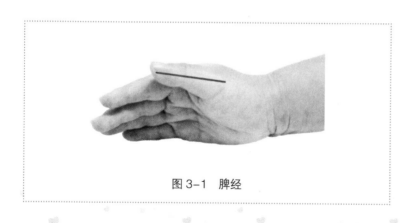

图3-1　脾经

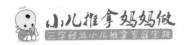

肝经——泻火清热治惊吓

位置 食指末节螺纹面。另有一说，穴在食指指面，由指尖到指根
　　　成一直线。本书根据作者临床经验选用前者（图3-2）。

操作 清肝经：自食指指面末节指纹推向食指尖。能平肝泻火，息
　　　风镇惊。

治疗 发热、受惊、咳嗽。

时间 2～5分钟。

提示 本穴多用清法少用补法。

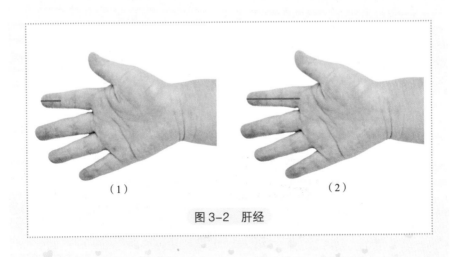

（1）　　　　　　　　　　　　　　　（2）

图3-2　肝经

心经——清心祛火除烦躁

位置　中指末节螺纹面。另有一说，穴在中指指面，由指尖到指根成一直线。本书根据作者临床经验选用前者（图3-3）。

操作　清心经：自中指指面末节指纹推向中指尖。能泻心火，除烦躁，清小便。

　　　补心经：自中指尖推向中指指面末节指纹。能补益心血。

治疗　烦躁、夜啼、口舌生疮、小便黄。

提示　本穴多用清法少用补法。

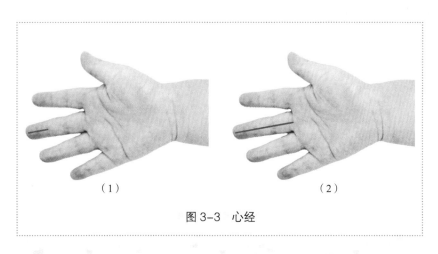

（1）　　　　　　　　　　　（2）

图3-3　心经

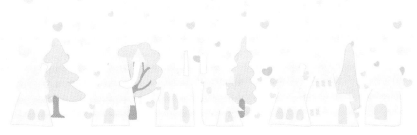

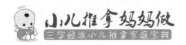

肺经——益肺去痰治咳嗽

位置 无名指末节螺纹面。另有一说，穴在无名指指面，由指尖到
　　　指根成一直线。本书根据作者临床经验选用前者（图3-4）。

操作 补肺经：自无名指指尖推向无名指指面末节指纹。可补益
　　　　　肺气。

　　　清肺经：自无名指指面末节指纹推向无名指指尖。可疏风解
　　　　　表，宣肺清热，止咳化痰，利咽。

治疗 感冒、咳嗽、发热、咽痛等。

时间 5～10分钟。

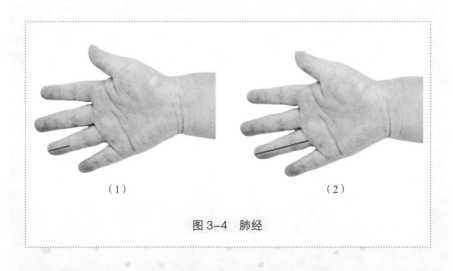

（1）　　　　　　　　　　　　　　（2）

图3-4　肺经

肾经——益肾健脑补元气

位置 小指指面尺侧，由指尖到指根成一直线（图3-5）。

操作 补肾经：自指根推向指尖。

治疗 脑瘫、咳喘、遗尿、体虚等。

时间 3～5分钟。

提示 本穴多用补法少用清法。本穴补、泻方向与前四穴方向相反。

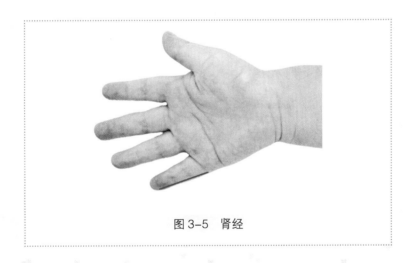

图 3-5　肾经

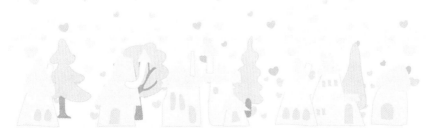

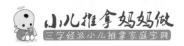

大肠经——腹泻便秘首选它

位置 食指桡侧缘，赤白肉际处，由指尖到指根成一直线（图 3-6）。

操作 补大肠经：自指尖推向指根。

清大肠经：自指根推向指尖。

清补大肠经：从指尖到指根，来回推。

治疗 腹泻、便秘。

时间 5~10分钟。

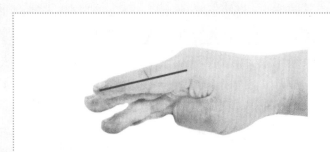

图 3-6　大肠经

🐻 小肠经——清利小便除湿热

位置 小指尺侧缘，由指尖到指根（图3-7）。

操作 清小肠经：自指根推向指尖。

治疗 尿急、尿频、小便黄、烦躁、口舌生疮。

时间 2～5分钟。

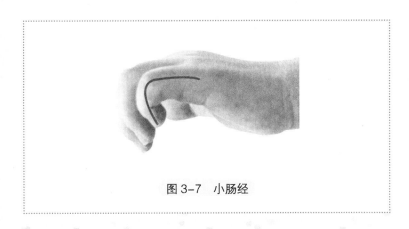

图3-7　小肠经

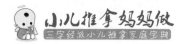

四横纹——退热除烦散瘀结

位置 手掌面，第2至第5指节第1指间关节横纹处（图3-8）。

操作 推四横纹：以拇指桡侧在四横纹穴左右推之，称为推四横纹。

　　掐四横纹：以拇指甲依次掐之，继以揉之，称为掐四横纹。

治疗 疳积、腹胀腹痛、消化不良。

次数 推100～300次；掐3～5次。

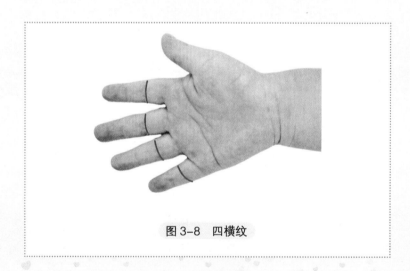

图3-8　四横纹

板门——健脾和胃除腹胀

位置 在手掌大鱼际平面（图3-9）。

操作 揉板门：医者用左手托住患儿之左手，用右手拇指或食指在
　　　　大鱼际平面的中点上做揉法，称揉板门。

　　　　板门推向横纹：以右手拇指桡侧自拇指根推向腕横纹，称板
　　　　门推向横纹。

　　　　横纹推向板门：以右手拇指桡侧自腕横纹推向拇指根，称横
　　　　纹推向板门。

治疗 食欲不振、乳食内伤、呕吐、泄泻、腹胀。

次数 推、揉各100～300次。

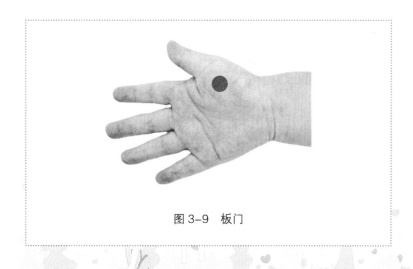

图3-9　板门

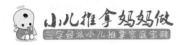

胃经——降逆止呕除胃热

位置　手掌腕横纹至拇指根部，桡侧缘赤白肉际处（图3-10）。

操作　清胃经：自腕横纹推向拇指根部。

治疗　呕吐、食积、厌食、便秘。

时间　3～5分钟。

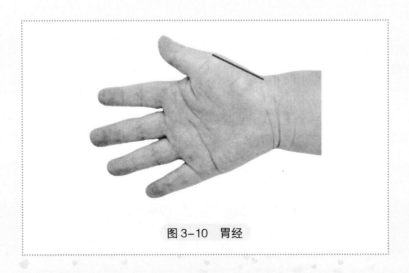

图3-10　胃经

内劳宫——清热除烦效力佳

位置 掌心中，屈指当中指指尖之中点（图 3-11）。

操作 掐揉内劳宫：以拇指甲掐揉之。

运内劳宫：以中指端做运法。

治疗 虚烦内热、烦躁、口疮。

次数 揉运 100～300 次；掐 3～5 次。

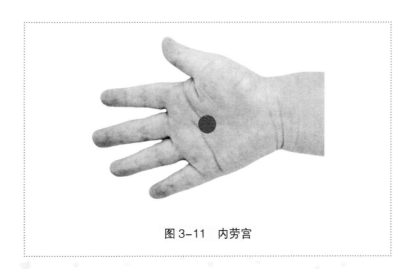

图 3-11　内劳宫

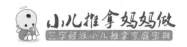

小·天心——镇惊安神效力佳

位置 在掌根，大小鱼际交接之凹陷中（图3-12）。

操作 揉小天心：以拇指或中指端揉之，称揉小天心。

揉小天心：以中指尖或屈曲的指间关节揉。

治疗 惊惕、夜啼、口舌生疮。

次数 揉100～300次；掐、揉各5～20次。

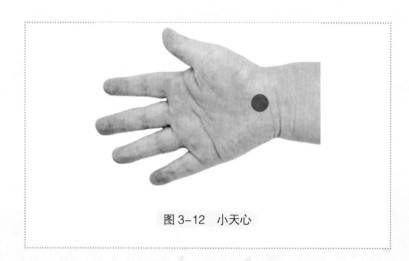

图3-12　小天心

内八卦——宽胸理气能消食

位置 以掌中心为圆心，从圆心至中指根横纹约 2/3 处为半径，画
一圆圈（图3-13）。

操作 顺运内八卦：用拇指面顺时针方向运内八卦。

逆运内八卦：用拇指面逆时针方向运内八卦。

治疗 胸闷、咳嗽、气喘。

次数 运 100～500 次；掐运 7～14 次；揉 100～200 次。

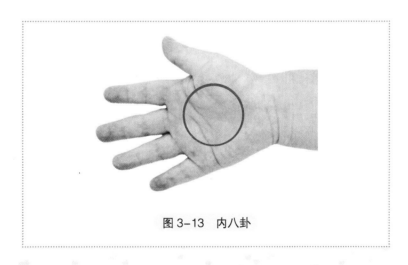

图 3-13　内八卦

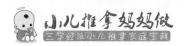

二扇门——发汗退热可平喘

位置 在手背中指本节两旁陷中（图 3-14）。

操作 揉二扇门：用两拇指端或食、中指端揉之。

　　　　掐二扇门：以两拇指甲掐之，继以揉之。

治疗 伤风、感冒、发热无汗、痰喘气粗。

次数 揉 100～500 次；掐 3～5 次中。

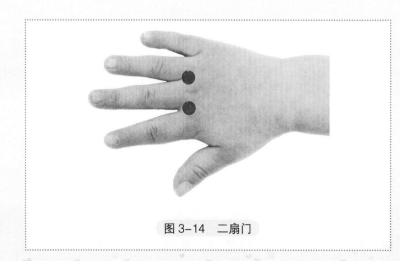

图 3-14　二扇门

二马（二人上马、上马）——补肾滋阴

位置 在手背无名指掌指关节与小指掌指关节之间后陷中（图 3-15）。

操作 掐二人上马：以拇指甲掐之，继以揉之，称掐二人上马。

揉二马：以拇指或中指揉之。

治疗 干咳、遗尿、牙痛等。

次数 掐 3～5 次；揉 100～500 次。

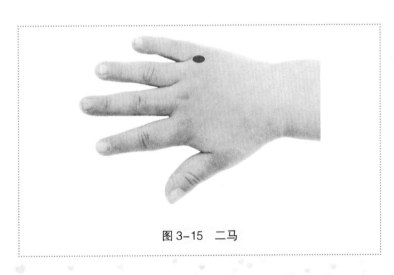

图 3-15 二马

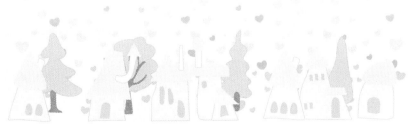

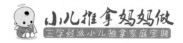

外劳宫——温阳散寒能升举

位置 在手背中，与内劳宫相对处（图 3-16 ）。

操作 揉外劳宫：用中指端揉之。

掐外劳宫：用拇指甲掐之。

治疗 腹痛肠鸣、泄泻、遗尿、脱肛、风寒感冒、鼻塞流涕。

次数 揉 100 ~ 300 次；掐 3 ~ 5 次。

提示 小儿手背皮肤娇嫩，操作不慎易损伤皮肤。

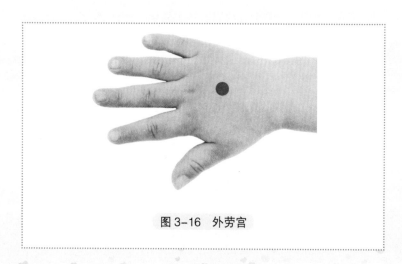

图 3-16 外劳宫

一窝风——温中行气止腹痛

位置 在手背腕横纹中央之凹陷中（图3-17）。

操作 揉一窝风：以中指或拇指端按揉之。

治疗 腹痛、伤风感冒。

次数 揉100～300次。

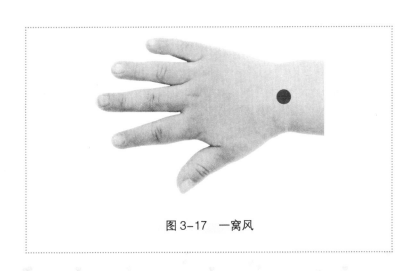

图3-17 一窝风

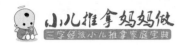

膊阳池——小儿便秘最相宜

位置 在手背一窝风之后 3 寸（图 3-18）。

操作 掐膊阳池：以右手拇指甲陷之，继以揉之，称掐膊阳池。

治疗 大便秘结。

次数 掐 3～5 次；揉 100～500 次。

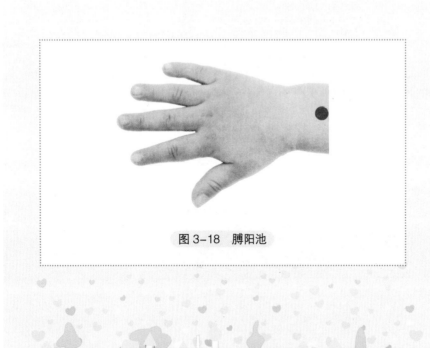

图 3-18　膊阳池

三关——温阳散寒活气血

位置　前臂桡侧，腕横纹至肘横纹成一直线（图3-19）。

操作　推三关：用食中二指并拢，自桡侧腕横纹起推至肘横纹处。

治疗　病后体虚、四肢乏力、腹痛腹泻、畏寒、风寒感冒等一切虚
寒病证。

次数　100～300次。

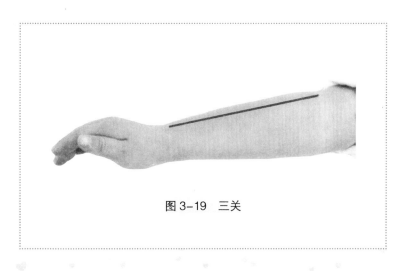

图3-19　三关

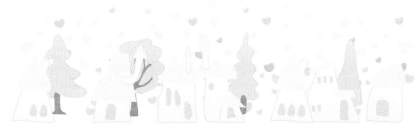

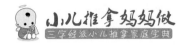

天河水——清热解表此穴良

位置 在前臂内侧正中，自腕横纹至肘横纹成一直线（图3-20）。

操作 清天河水：用食、中二指指腹，从腕横纹起，推至肘横纹，
称清天河水。

治疗 一切热证。外感发热、虚热烦躁、口渴、弄舌、口舌生疮、
咳嗽。

次数 100～500次。

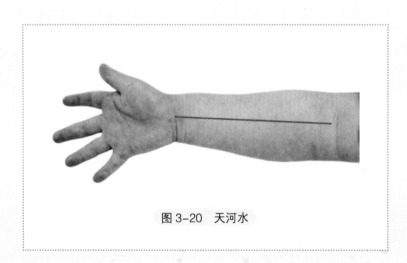

图 3-20　天河水

六腑——清热凉血解毒强

位置 在前臂尺侧自肘关节至掌根成一直线（图3-21）。

操作 退六腑：以食、中二指指腹，自肘关节推至掌根。

治疗 高热、烦渴、惊风、鹅口疮、咽痛、大便秘结。

次数 100～500次。

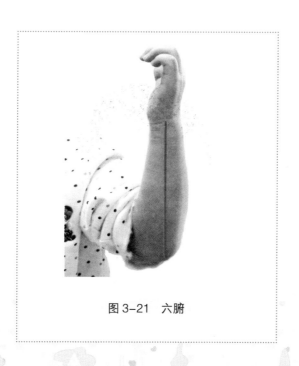

图3-21 六腑

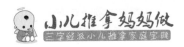

🍼 感冒四穴——四大手法治感冒

1. 天门

位置　两眉中间至前发际成一直线（图 3-22）。

操作　开天门：用两拇指桡侧或指腹自眉心向额上交替直推。

治疗　风寒感冒、发热无汗。

次数　30～50 次。

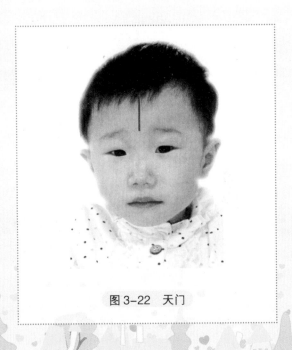

图 3-22　天门

2. 坎宫

位置 自眉头起沿眉向眉梢成一横线（图 3-23）。

操作 推坎宫：先以两拇指端分别轻按鱼腰一下，再自眉头起向眉梢分推。能发汗解表，醒脑明目。

治疗 外感发热、头痛无汗。

次数 30 ~ 50 次。

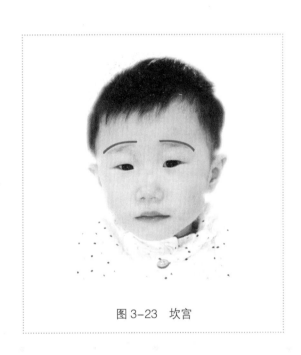

图 3-23 坎宫

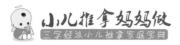
3. 太阳

位置 眉后凹陷处（图3-24）。

操作 揉太阳（运太阳）：用中指或拇指桡侧揉该穴，称揉太阳或
运太阳。

治疗 感冒发热、头痛。

次数 30～50次。

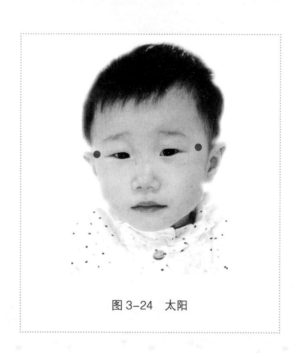

图3-24　太阳

4. 耳后高骨

位置 耳后入发际，乳突后缘高骨下凹陷中（图 3-25）。

操作 揉耳后高骨：用两拇指端或中指端揉之。

治疗 感冒、头痛、惊风。

次数 30 ~ 50 次。

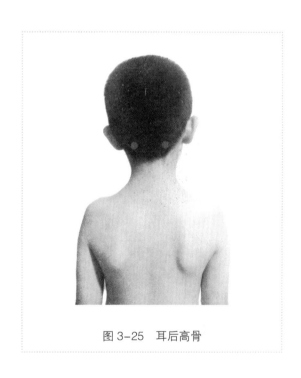

图 3-25　耳后高骨

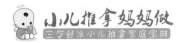

天柱骨——恶心·呕吐向下推

位置 颈后发际正中至大椎成一直线（图 3-26）。

操作 推天柱骨：用一手食、中二指并拢，用指腹由上而下直推。

能降逆止呕，祛风散寒。

治疗 呕吐恶心、外感发热、咽痛等。

次数 100～500 次。

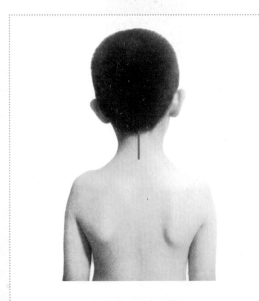

图 3-26 天柱骨

迎香——小儿鼻塞效果好

位置 鼻翼旁 0.5 寸鼻唇沟中（图 3-27）。

操作 揉迎香：用食、中二指或两拇指端按揉之。

治疗 鼻塞不通、鼻流清涕、口眼歪斜。

次数 按 3~5 次，揉 20~30 次。

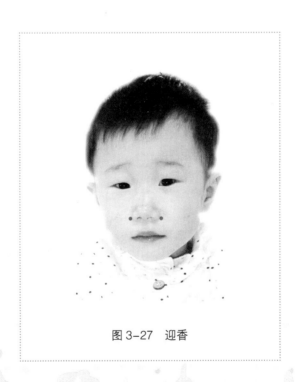

图 3-27 迎香

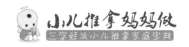

腹——健脾消食此穴良

位置 在腹部（图3-28）。

操作 摩腹：用掌面或四指摩之，称摩腹。逆时针摩为补，顺时针
摩为泻，往返摩之为平补平泻。

推腹阴阳：患儿取仰卧位或坐位，医者用两拇指端沿肋弓角
边缘或自中脘至脐向两旁分推，称分推腹阴阳。

治疗 腹胀、消化不良、恶心、呕吐、厌食、疳积、便秘。

次数 摩5分钟；分推100~300次。

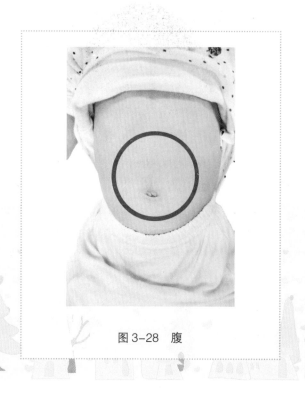

图3-28 腹

胁肋——顺气化痰搓胁肋

位置 从腋下两胁至天枢处（图 3-29）。

操作 搓摩胁肋：患儿取坐位，医者两手掌自患儿两腋下搓摩至天
枢处。

治疗 胸闷、腹胀、食积、痰喘气急。

次数 100～300 次。

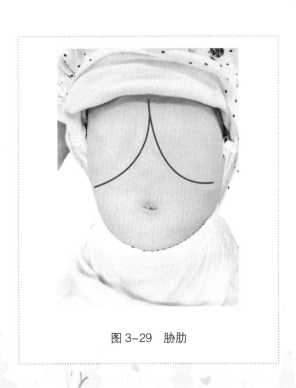

图 3-29　胁肋

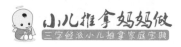

脐（神阙）——日常保健多揉脐

位置 位于肚脐，属任脉（图3-30）。

操作 揉脐、摩脐：用中指端或掌根揉，称揉脐；用掌或指轻轻摩之，称摩脐。逆时针摩或揉为补，顺时针摩或揉为泻，往返揉或摩之为平补平泻。

治疗 腹泻、便秘、腹胀、腹痛、呕吐、消化不良、厌食。

次数 揉100~300次；摩约5分钟。

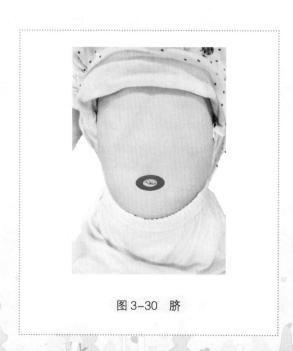

图3-30 脐

肚角——治疗腹痛最有效

位置 脐下 2 寸，旁开 2 寸两大筋（图 3-31）。

操作 拿肚角：患儿仰卧，用拇、食、中三指向深处拿之。操作时
向偏内上方做一推一拉一紧一松的轻微动作为一次。

治疗 腹痛、便秘。

次数 3～5 次。

提示 为防止小儿哭闹，宜在其他手法结束之后做。

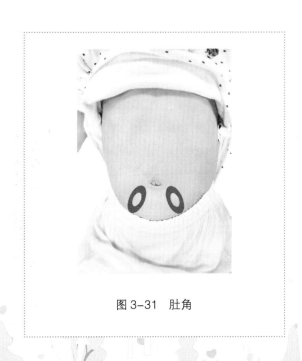

图 3-31 肚角

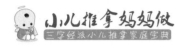

脊柱——调理脏腑和气血

位置 大椎至长强成一直线（图3-32）。

操作 推脊：用食、中二指指腹自上而下做直推法，称为推脊。

捏脊：双手用捏法自下而上称捏脊。每捏三下将背脊皮肤提
    一下，称捏三提一法。捏之前先在背部轻轻按摩几遍，使
    肌肉放松。

治疗 体虚、抵抗力低、发热。

次数 推100～300次；捏3～5遍。

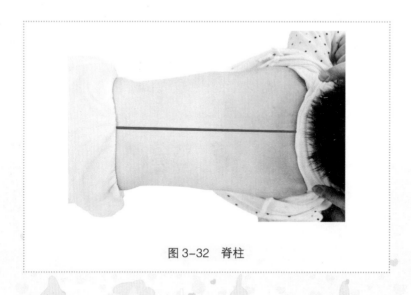

图3-32 脊柱

七节骨——止泻通便此穴良

位置 在第4腰椎与尾骨端（长强）成一直线（图3-33）。

操作 推上七节骨：用拇指桡侧面或食、中二指指腹自下向上
推之。

推下七节骨：用拇指桡侧面或食、中二指指腹自上向下
推之。

治疗 泄泻、便秘。

次数 100～300次。

提示 虚寒泄泻不可用本法。

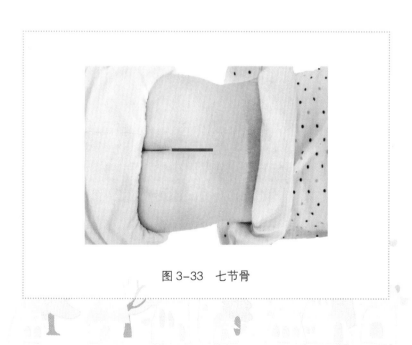

图3-33 七节骨

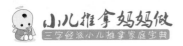

龟尾——通调大肠效果佳

位置 位于尾骨端（图 3-34）。

操作 揉龟尾：用中指或拇指端揉。

治疗 泄泻、便秘、遗尿。

次数 揉 100～300 次。

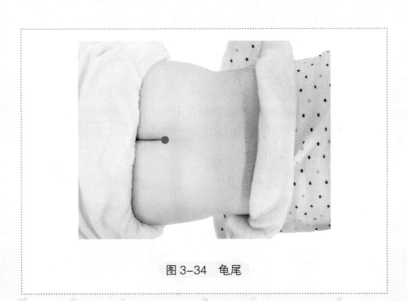

图 3-34 龟尾

第四部分

调理宝宝常见病

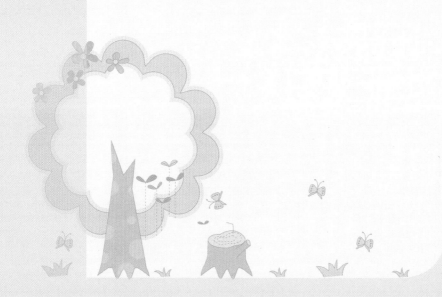

腹 泻

　　几乎每个宝宝都有过腹泻的经历，尤其是 1 岁以内的宝宝，哪儿难受自己也不会说，只会哇哇哭。宝宝上吐下泻，最容易导致脱水，一会儿孩子就蔫儿了。妈妈们的心里都很着急，为了让宝宝快快好起来，往往一股脑儿地给孩子服用各种药物或到医院打点滴。然而，这样处理后宝宝非但不见好，有的反而越来越止不住腹泻，有的甚至拖延数日或数月不愈，不但影响孩子的生长发育，有时甚至变生其他病证，危及生命。而推拿对小儿腹泻有神奇的效果，只要辨清寒热虚实，可以令腹泻不药而愈。

基本处方

　　补脾经（穴在拇指桡侧，赤白肉际处，从指尖推到指根）3 分钟（图 4-1）

　　清补大肠经（穴在食指桡侧缘，赤白肉际处，从指尖推到指根成一直线，来回推）3 分钟（图 4-2）

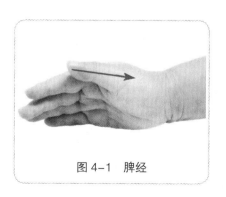

图 4-1　脾经

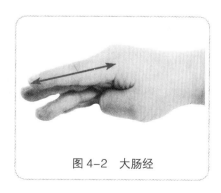

图 4-2　大肠经

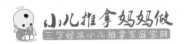

根据症状加减

1.粪便稀薄有酸臭味，夹有不消化的食物残渣或有较多奶瓣——

清胃经（穴在手掌腕横纹至拇指根部，桡侧缘赤白肉际处，自腕横纹推向拇指根部）3分钟（图4-3）

推下七节骨（穴在第4腰椎与尾骨端长强穴成一直线，用拇指桡侧面或食、中指腹自上向下推）3分钟（图4-4）

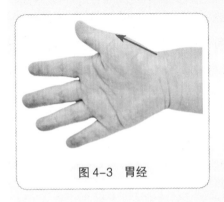

图4-3　胃经

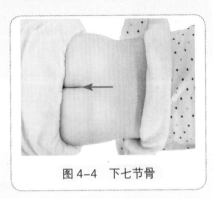

图4-4　下七节骨

2.腹泻较剧烈，粪便呈黄色或黄绿色水样或蛋花样便，或有泡沫，味道臭秽，或伴有发热——

退六腑（穴在前臂尺侧自肘关节至掌根成一直线，以食、中二指指腹，自肘关节推至掌根）5分钟（图4-5）

清胃经（穴在手掌腕横纹至拇指根部，桡侧缘赤白肉际处，自腕横纹推向拇指根部）3分钟（图4-3）

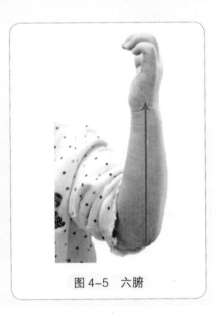

图4-5　六腑

3. 大便稀薄，泡沫较多，呈淡黄色，气味微腥不臭，或伴有腹痛、发热、鼻塞、流清涕——

揉外劳宫（穴在手背中，与内劳宫相对处，用中指端揉之）3分钟（图4-6）

推三关（穴在前臂桡侧，腕横纹至肘横纹成一直线，用食中二指并拢，自桡侧腕横纹起推至肘横纹处）3分钟（图4-7）

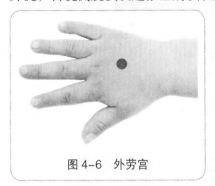

图 4-6 外劳宫

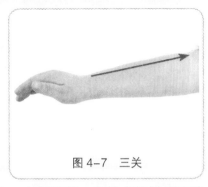

图 4-7 三关

4. 腹泻延续时间长，或时发时止，大便稀薄，有较多奶瓣或不消化食物，味不臭，不爱吃饭或吃饭不香，平时玩耍时容易疲倦，面色发黄，入睡后眼睑不能完全闭合，露出部分眼睛，民间称为"兔儿眼"。孩子喜欢家长在其腹部轻轻抚摸，或者将手掌搓热捂在肚脐上——

揉外劳宫（穴在手背中，与内劳宫相对处，用中指端揉之）3分钟（图4-6）

推三关（穴在前臂桡侧，腕横纹至肘横纹成一直线，用食中二指并拢，自桡侧腕横纹起推至肘横纹处）3分钟（图4-7）

逆时针摩腹（用掌面或四指按逆时针方向摩之）3分钟（图4-8）

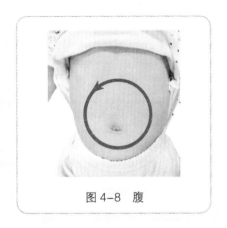

图 4-8 腹

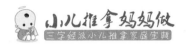

捏脊（双手用捏法从下向上捏，每捏三下将背脊提一下）3～5遍
（图4-9）

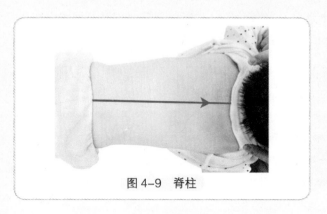

图4-9 脊柱

5.大便呈青色，或绿色，质地较为黏腻，并可见鼻处颜色发青，
或口鼻周围呈青色，昼夜哭闹，喜欢让家长抱着睡觉，放下即醒，有些
宝宝可伴有高热不退。平时露在外面的两手可因一些较小的声音刺激发
生抽动，容易受惊，不愿吃奶甚至拒绝吃奶——

清肝经（穴在食指末节螺纹面，自指面末节指纹推向指尖）3分钟
（图4-10）

捣小天心（穴在掌根，大小鱼际交接之凹陷中，以中指尖或屈曲
的指间关节捣）50次（图4-10，4-11）

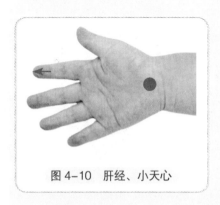

图4-10 肝经、小天心

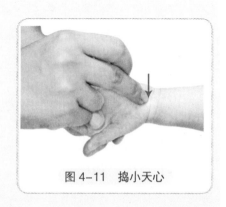

图4-11 捣小天心

预防与调护

1.不要让宝宝吃太凉的食物，避免腹部及腰骶部受凉。哺乳期的妈妈也要注意不要吃太凉的东西。若是因为寒凉引起的腹泻可将盐炒热后，包在布袋里，把盐包放在宝宝的肚脐热敷，每次敷 15～20 分钟，一天 2 次。注意温度要掌握好，不要烫着宝宝，

2.不要让宝宝吃太饱或过多食用不容易消化的食物。若是消化不良引起的腹泻可用苹果 1 只，洗净连皮切碎，加水 250 毫升，并加微量食盐，煮汤代茶饮。

3.注意避免令宝宝受到惊吓。如果是由于受惊吓引起的腹泻可用龙眼肉 10 克，红枣 3 枚，粳米 50 克，加水适量煮粥，夹出枣核、枣皮和龙眼肉渣，让宝宝食用。

4.如果宝宝是由于身体虚弱引起的腹泻，可用 30 克糯米放入锅内略炒黄，加 15 克山药，煮成稀粥，熟后加少许胡椒末和白糖，给孩子喂食。

5.如果宝宝腹泻剧烈，出现脱水的情况，应及时去医院就诊，防止病情恶化。

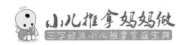

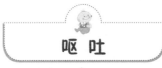

呕 吐

呕吐是食管、胃肠道内容物经口腔向外吐出的一种现象。从中医来讲是由于胃气不能下降，反而向上逆行而引起的。有些宝宝吃完奶后，奶汁随口角溢出，称"溢乳"，一般不属于病态，只要改进喂奶的方法就可以了。而有些宝宝即使喂奶方法正确也常常出现呕吐的现象，就属于病理现象了。

基本处方

推天柱骨（穴在颈后发际正中至大椎成一直线，用一手食指、中指并拢，用指腹由上而下直推）3分钟（图4-12）

横纹推向板门（穴在手掌大鱼际平面，以右手拇指桡侧自腕横纹推向拇指根）3分钟（图4-13）

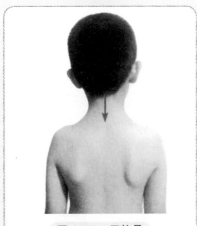

图4-12 天柱骨

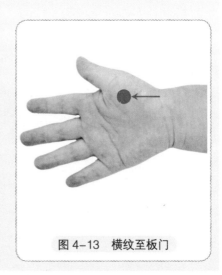

图4-13 横纹至板门

🌿 根据症状加减

1. 宝宝的呕吐物中有奶瓣或不消化的食物残渣，肚子发胀而且疼痛，大便干燥或者腹泻，大便有酸臭味——

清补脾经（穴在拇指桡侧，赤白肉际处，由指尖到指根成一直线，自指尖推向指根，来回推）5分钟（图4-14）

揉板门（穴在手掌大鱼际平面，用左手托住患儿之左手，用右手拇指或食指在大鱼际平面的中点上做揉法）3分钟（图4-15）

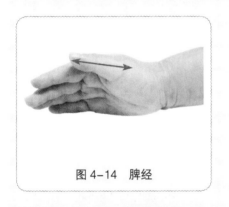

图4-14　脾经

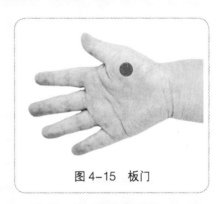

图4-15　板门

顺运内八卦（以掌中心为圆心，从圆心至中指根横纹约2/3处为半径，画一圆圈，用拇指面顺时针方向运内八卦）3分钟（图4-16，4-17）

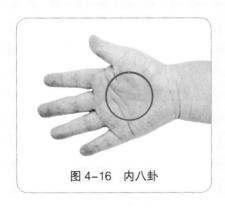

图4-16　内八卦

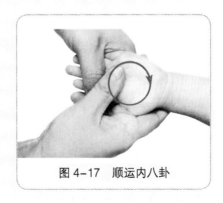

图4-17　顺运内八卦

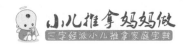

2.宝宝的呕吐物有一股酸臭味，心情烦躁不安，发热，便秘而且大便味道特别臭，小便少而且颜色发黄，口唇干燥，颜色比较红——

清胃经（穴在手掌腕横纹至拇指根部，桡侧缘赤白肉际处，自腕横纹推向拇指根部）5分钟（图4-18）

清大肠经（穴在食指桡侧缘，赤白肉际处，由指尖到指根成一直线，自指根推向指尖）3分钟（图4-18）

退六腑（穴在前臂尺侧自肘关节至掌根成一直线，以食、中二指指腹，自肘关节推至掌根）2分钟（图4-19）

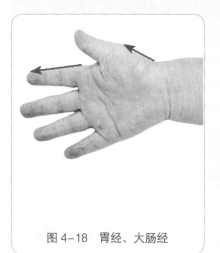

图4-18 胃经、大肠经

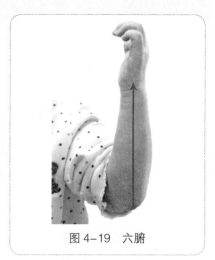

图4-19 六腑

3.宝宝呕吐不消化的食物，气味不大，有些宝宝还可能吐出清稀的痰涎，面色苍白，胳膊和腿微微发凉，不爱运动，喜欢家长为其按揉肚子，大便清稀，小便颜色淡——

揉外劳宫（穴在手背中，与内劳宫相对处，用中指端揉之）5分钟（图4-20）

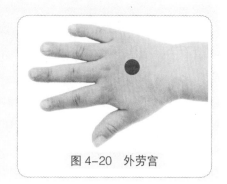

图4-20 外劳宫

推三关（穴在前臂桡侧，腕横纹至肘横纹成一直线，用食中二指并拢，自桡侧腕横纹起推至肘横纹处）3分钟（图4-21）

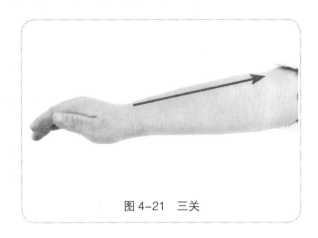

图4-21　三关

4.宝宝呕吐出清稀的痰涎，心情比较烦躁，精神比较紧张，睡觉时不安宁，面色呈青白色，晚上哭闹，有惊惕不安的状况——

清肝经（穴在食指末节螺纹面，自指面末节指纹推向指尖）5分钟（图4-22）

揉小天心（穴在掌根，大小鱼际交接之凹陷中，以拇指或中指端揉之）3分钟（图4-22）

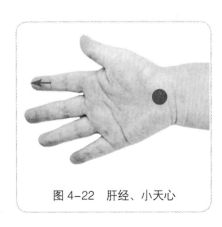

图4-22　肝经、小天心

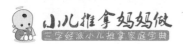

预防与调护

1.不要吃太凉的食物，避免胃部受凉。

2.不要吃得太饱或过多食用不容易消化的食物。

3.喂完奶或饭后，不要做剧烈的运动。

4.小宝宝呕吐时，需要把脸侧向一边，防止呕吐物流到气管里面，造成窒息。

5.注意避免令宝宝受到惊吓。

6.特别要注意的是，呕吐也是某些急性传染病如流脑、乙脑和某些急腹症如肠梗阻、肠套叠等病最早出现的症状。推拿治疗的时候应当密切观察宝宝神志的变化，如果宝宝出现烦躁，不停地哭闹，频繁呕吐，颈部发硬，高热等，则需要及时到医院治疗。

厌 食

有些宝宝经常不爱吃饭，饭量比以前明显减少，这时我们家长就要特别注意了，宝宝可能是患有厌食症了。厌食是指较长时期不爱吃饭，甚至拒绝吃饭的一种病证。常见的发病原因主要是家长喂养方法不正确而损伤到宝宝的脾胃。厌食的宝宝一般精神状态都比较正常，有些病程长的，也可以出现面色没有光泽、身体消瘦的症状，多见于1～6岁的小宝宝。推拿对本病有比较好的疗效。

基本处方

清补脾经（穴在拇指桡侧，赤白肉际处，由指尖到指根成一直线，从指尖到指根，来回推）5分钟（图4-23）

顺运内八卦（以掌中心为圆心，从圆心至中指根横纹约2/3处为半径，画一圆圈，用拇指面顺时针方向运内八卦）3分钟（图4-24）

掐揉四横纹（穴在手掌面，第2至第5指节第1指间关节横纹处，以拇指甲依次掐之，继以揉之）3分钟（图4-24）

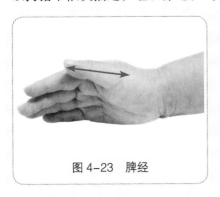

图4-23 脾经

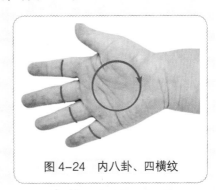

图4-24 内八卦、四横纹

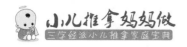

根据症状加减

1. 若宝宝有恶心呕吐——

横纹推向板门（在手掌大鱼际平面，以右手拇指桡侧自腕横纹推向拇指根）3分钟（图4-25）

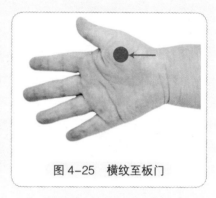

图4-25　横纹至板门

2. 若宝宝有肚子痛——

揉外劳宫（穴在手背中，与内劳宫相对处，用中指端揉之）3分钟（图4-26）

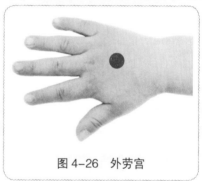

图4-26　外劳宫

3. 若宝宝出现口干，喝水比较多，不爱吃饭，大便干，手心和足心发热——

清天河水（穴在前臂内侧正中，自腕横纹至肘横纹成一直线，用食、中二指指腹，从腕横纹起，推至肘横纹）3分钟（图4-27，4-28）

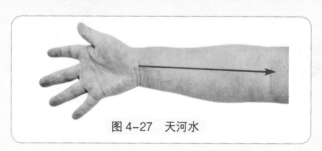

图4-27　天河水

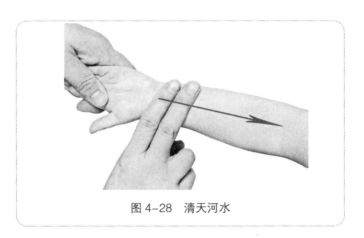

图 4-28　清天河水

运水入土（由小指指腹部的肾经穴起，沿手掌的尺侧和掌根部至大指指腹的脾经穴）3分钟（图4-29）

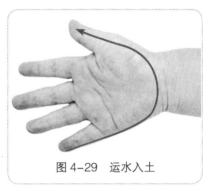

图 4-29　运水入土

预防与调护

1.给宝宝进食要定时定量。饭前不要吃零食，饭前和饭后不要喝太多水及饮料。平常不要吃太多油腻或过甜、过冷的食物。

2.注意孩子情绪，营造良好进食环境。不要进食中训斥、打骂孩子，不要强行喂食。

3.先从孩子喜欢吃的食物开始，慢慢培养食欲。

4.特别要注意的是，若是长期食欲不振，应请医生检查，积极寻找厌食原因。

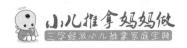

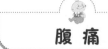

腹 痛

在人们的日常生活中，经常可以遇到小宝宝捂着肚子，哭喊着肚子痛，这就是小儿腹痛。腹痛是小儿常见的临床症候，凡是胃部、肚脐的两旁以及耻骨以上的部位发生的疼痛均称为腹痛。对于没有外科急腹症指征的腹痛可以用推拿的方法来治疗，只要辨清寒热虚实，一般都能起到不错的效果。外科急腹症的特点是：①腹痛起病急，多先于发热或呕吐。②腹痛较重，部位明确，有固定的压痛点，而且"拒按"。③多数有腹肌紧张和反跳痛。

基本处方

顺运内八卦（以掌中心为圆心，从圆心至中指根横纹约2/3处为半径，画一圆圈，用拇指面顺时针方向运内八卦）3分钟（图4-30）

拿肚角（穴在脐下2寸，旁开2寸两大筋。患儿仰卧，操作者用拇、食、中三指向深处拿之，向偏内上方做一推一拉一紧一松的轻微动作为一次）2分钟（图4-31）

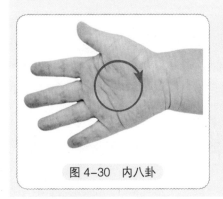

图4-30 内八卦

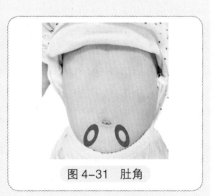

图4-31 肚角

3 根据症状加减

1.宝宝在受凉或在吃了生冷的食物后突然出现肚子痛，痛得非常厉害，不让家长碰他的肚子，手脚发凉，面色发白，热敷一下肚子能够稍微有所缓解——

揉外劳宫（穴在手背中，与内劳宫相对处，用中指端揉之）3分钟（图4-32）

揉一窝风（穴在手背腕横纹中央之凹陷中，以中指或拇指端按揉之）3分钟（图4-32）

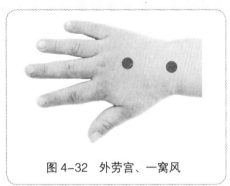

图4-32 外劳宫、一窝风

2.宝宝肚子胀满疼痛，不让家长碰他的肚子，不爱吃饭，嗝气有一股酸馊味，时有恶心，甚至呕吐，晚上睡觉不太安宁，疼痛的时候想要大便，大便有一股酸臭味——

清补脾经（穴在拇指桡侧，赤白肉际处，由指尖到指根成一直线，从指尖到指根，来回推）3分钟（图4-33）

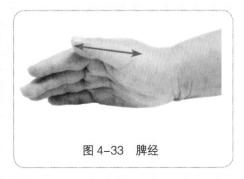

图4-33 脾经

清大肠经（穴在食指桡侧缘，赤白肉际处，由指尖到指根成一直线，自指根推向指尖）3分钟（图4-34）

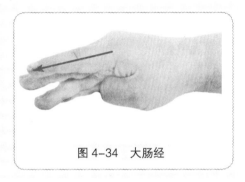

图4-34 大肠经

揉板门（穴在手掌大鱼际平面，用左手托住患儿之左手，用右手拇指或食指在大鱼际平面的中点上做揉法）3分钟（图4-35）

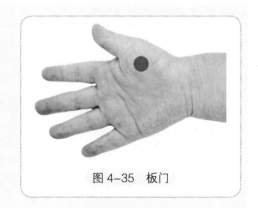

图4-35　板门

3.宝宝肚子痛不是太剧烈，有时痛有时不痛，疼痛时喜欢用手按在肚子上，热敷肚子以后疼痛能够有所缓解，面色发黄，身体消瘦，不爱吃饭，容易腹泻——

补脾经（穴在拇指桡侧，赤白肉际处，由指尖到指根成一直线，自指尖推向指根）3分钟（图4-36）

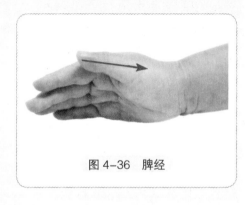

图4-36　脾经

推三关（穴在前臂桡侧，腕横纹至肘横纹成一直线，用食中二指并拢，自桡侧腕横纹起推至肘横纹处）2分钟（图4-37）

揉外劳宫（穴在手背中，与内劳宫相对处，用中指端揉之）2分钟（图4-38）

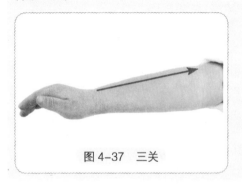

图4-37　三关

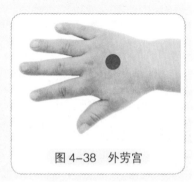

图4-38　外劳宫

4.宝宝出现肚子胀痛，疼痛部位不固定，容易走窜，或者出现两侧胁肋部疼痛，宝宝平时脾气比较大，或者因为家长管教严厉，宝宝的性情受到压抑——

清肝经（穴在食指末节螺纹面，自指面末节指纹推向指尖）5分钟（图4-39）

搓摩胁肋（穴在腋下两胁至天枢处，患儿取坐位，医者两手掌自患儿两腋下搓摩至天枢处）3分钟（图4-40）

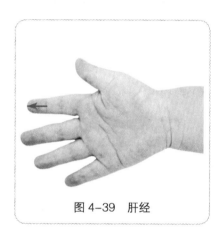

图 4-39　肝经

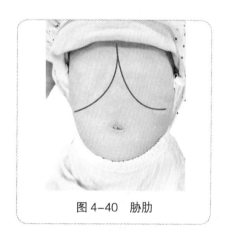

图 4-40　胁肋

预防与调护

1.注意不要让宝宝吃得过饱或者吃过多不消化的食物。

2.不要给宝宝吃过多寒凉的东西，也应注意宝宝肚子和腰骶部的保暖。

3.注意调节宝宝的情绪，不要打骂管教，不要让宝宝长期处于压抑或郁闷的心情中。

4.如果宝宝有以下情况，属于小儿急症，妈妈们不要擅自处理，要尽早送到医院治疗，在没有确诊前不要服用止痛药物，防止掩盖病情，影响诊断。①婴儿肠胀气：表现为宝宝突然大声哭闹，腹部胀得比较大，两拳紧紧握着，两腿蜷曲到腹部。多见于1岁以内的宝宝，因过多食用奶类、糖类或腹内吞入了大量气体，产生腹胀而导致腹痛。②肠套叠：宝宝一阵一阵地出现腹部绞痛，有呕吐，大便带血或呈果酱色。一阵一阵地哭闹，疼痛间隙时宝宝才可以入睡。③急性胃肠炎：宝宝除腹痛外还有呕吐、泻肚子。大便为稀水或稀糊状，常伴随有发热症状。④阑尾炎：腹痛的特点是从上腹部或肚脐周围开始，逐渐转移到右下腹，腹痛拒按，并且有发热、呕吐、腹泻等症状。⑤嵌顿疝：宝宝有先天疝气病史，嵌顿在外环处或阴囊内，摸起来很硬，宝宝哭闹不安，常常有呕吐症状。

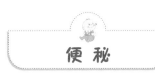

便 秘

　　有些宝宝常出现大便秘结，不通畅，排便时间过长，或排便间隔时间过长，或虽然想大便却排出比较困难的情况，这些情况都属于便秘。正常的宝宝一般一天大便一次或两次，最多两天或三天大便一次，排便容易，大便既不是太稀也不是太稠，颜色呈黄色。长时间便秘会对宝宝的生长发育产生影响，因此家长应当积极为宝宝治疗。推拿对小儿便秘效果显著，可以说是推到病除。

基本处方

　　揉膊阳池（穴在手背一窝风之后3寸，以右手拇指端揉之）3分钟（图4-41）

　　清大肠经（穴在食指桡侧缘，赤白肉际处，由指尖到指根成一直线，自指根推向指尖）3分钟（图4-42）

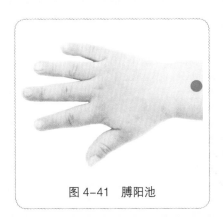

图 4-41　膊阳池

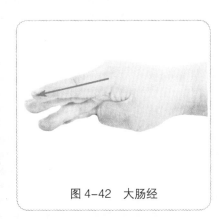

图 4-42　大肠经

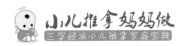

推下七节骨（穴在第4腰椎与尾骨端（长强）成一直线，用拇指桡侧面或食、中指腹自上向下推之）3分钟（图4-43）

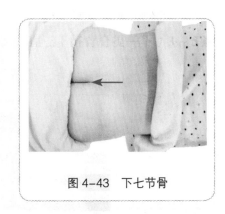

图4-43　下七节骨

根据症状加减

1.宝宝大便干硬或成球状，排出比较困难，好多天排一次，肚子胀大，有口臭，发热，精神烦躁，小便颜色深而且比较少——

退六腑（穴在前臂尺侧自肘关节至掌根成一直线，以食、中二指指腹，自肘关节推至掌根）2分钟（图4-44）

清天河水（穴在前臂内侧正中，自腕横纹至肘横纹成一直线，用食、中二指指腹，从腕横纹起，推至肘横纹）3分钟（图4-45）

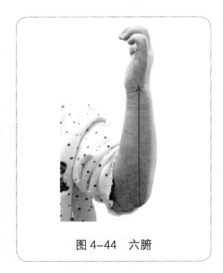

图4-44　六腑

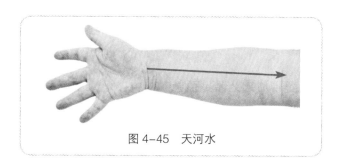

图4-45　天河水

2.宝宝大便排出困难，面色没有光泽，精神疲惫，身体瘦，不发热——

补脾经（穴在拇指桡侧，赤白肉际处，由指尖到指根成一直线，自指尖推向指根）3分钟（图4-46）

揉二马（穴在手背无名指掌指关节与小指掌指关节之间后陷中，以拇指或中指端揉之）3分钟（图4-47）

推三关（穴在前臂桡侧，腕横纹至肘横纹成一直线，用食、中二指并拢，自桡侧腕横纹起推至肘横纹处）2分钟（图4-48）

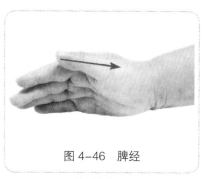

图4-46　脾经

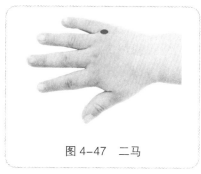

图4-47　二马

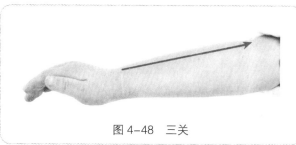

图4-48　三关

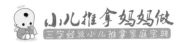

预防与调护

1. 婴儿时期应适当添加辅食，如菜泥、果汁、蜂蜜等，多喝水。幼儿时期多吃蔬菜、水果等含纤维质的食物。主食不要太精细，适当吃些粗粮。

2. 如果奶粉与宝宝体质不相适应，应该改换奶粉。

3. 给宝宝养成按时排便的习惯。

4. 如果宝宝有肛裂，排便前先用开塞露或肥皂头灌肠，以帮助排便。

5. 也可用以下小药方来给宝宝试试。①麻仁丸，按说明服用。②肥儿丸，按说明服用。③润肠饮：蜂蜜 9 克，食盐 1.5 克，用温水冲服，2 岁以上的宝宝 1 次喝完。

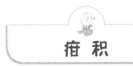

疳 积

疳积分为积证和疳证。积证多表现为宝宝不爱吃饭，吃下的食物不能消化，停留在胃中，肚子胀满，大便不正常。中医认为："积为疳之母，无积不成疳。"如果积证不能得到及时治疗，时间长了就会发展成为疳证，表现为身体消瘦，面色发黄没有光泽，精神萎靡不振，动作及智能的发育都比较迟缓，而且有恶心、呕吐、腹泻等症状。目前重症疳积（即疳证）的宝宝已经明显减少，但轻症疳积（即积证）的宝宝仍较多见。

基本处方

掐揉四横纹（穴在手掌面，第2至第5指节第1指间关节横纹处，拇指甲依次掐之，继以揉之）3分钟（图4-49）

揉板门（穴在手掌大鱼际平面，用左手托住患儿之左手，用右手拇指或食指在大鱼际平面的中点上做揉法）3分钟（图4-49）

顺运内八卦（以掌中心为圆心，从圆心至中指根横纹约2/3处为半径，画一圆圈，用拇指面顺时针方向运内八卦）3分钟（图4-49）

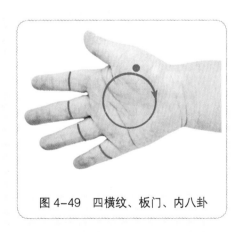

图4-49 四横纹、板门、内八卦

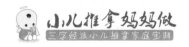

根据症状加减

1. 宝宝不爱吃饭，吃下的食物不能消化，停滞在胃中，肚子胀满，大便不正常，面色发黄，身体瘦弱，没有精神，小便颜色混浊，像米泔水一样，一般属于积证——

清补脾经（穴在拇指桡侧，赤白肉际处，由指尖到指根成一直线，自指尖推向指根，来回推）3 分钟（图 4-50）

清胃经（穴在手掌腕横纹至拇指根部，桡侧缘赤白肉际处，自腕横纹推向拇指根部）2 分钟（图 4-51）

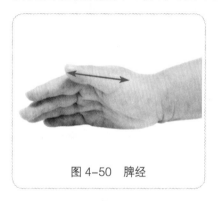

图 4-50 脾经

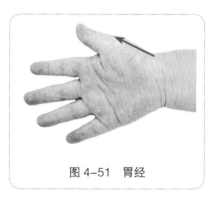

图 4-51 胃经

2. 宝宝面色发白或萎黄没有血色，身体非常瘦弱，精神萎靡不振，有些宝宝比较烦躁，哭闹声较弱，不爱吃饭，大便稀溏，生长发育都受到影响，一般属于疳证——

补脾经（穴在拇指桡侧，赤白肉际处，由指尖到指根成一直线，自指尖推向指根）3 分钟（图 4-52）

揉二马（穴在手背无名指掌指关节与小指掌指关节之间后陷中，以拇指或中指端揉之）3 分钟（图 4-53）

捏脊（双手用捏法自尾骨端向上捏至大椎穴，每捏三下将背脊提一下）5 遍（图 4-54）

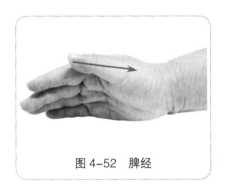

图 4-52 脾经

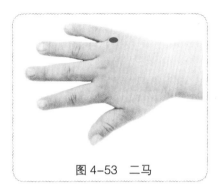

图 4-53 二马

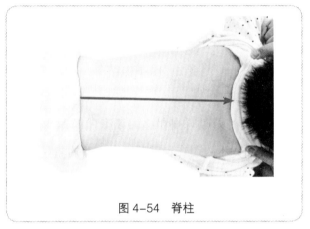

图 4-54 脊柱

预防与调护

1. 哺乳期宝宝尽可能母乳喂养，母乳不足时要及时添加辅食。

2. 喂食要定时定量，不要让宝宝养成爱吃零食的习惯。

3. 治疗要注重合理喂养，精心调护，坚持不懈。

4. 如果本病是由于长时间腹泻、肠道寄生虫病等原因而造成的，要积极治疗原发病。

5. 可给宝宝吃点中成药以配合治疗，如肥儿丸、消乳丸等，按说明书服用。

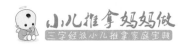

感冒是小儿最常见的疾病之一。一年四季都有可能发生，但在气候变化剧烈的时候或者秋冬季节多发。主要表现为宝宝发热、怕冷、咳嗽、鼻塞、流鼻涕、打喷嚏等。一般预后良好，但有些感冒会出现长时间治不好或者反复发作的情况。如果治疗不及时，就会比成年人更容易引起支气管肺炎、急性中耳炎、病毒性心肌炎等病。只要辨证准确，推拿对本病能起到非常好的效果。

基本处方

平肝清肺（穴在食指和无名指的末节螺纹面，两穴同时自指面末节指纹处推向指尖）5分钟（图4-55）

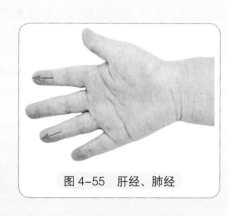

图4-55　肝经、肺经

清天河水（穴在前臂内侧正中，自腕横纹至肘横纹成一直线，用食、中二指指腹，从腕横纹起，推至肘横纹）3分钟（图4-56）

掐揉五指节（穴在拇指间关节背面横纹及食、中、无名、小指近端指间关节背面横纹处，用拇指甲逐个掐本穴，继以揉之）3分钟（图4-57）

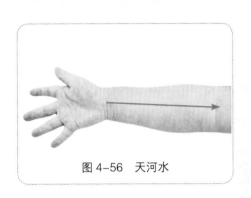

图 4-56 天河水

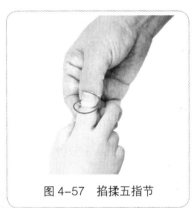

图 4-57 掐揉五指节

根据症状加减

1.宝宝怕冷比较重，发热比较轻，不出汗，频繁打喷嚏，鼻子不通气，流青白色清稀鼻涕，咳嗽，咳吐青白颜色的稀薄痰——

揉一窝风（穴在手背腕横纹中央之凹陷中，以中指或拇指端按揉之）3分钟（图4-58）

掐揉二扇门（穴在手背中指本节两旁陷中，用两拇指端或食指、中指端揉之）3分钟（图4-58）

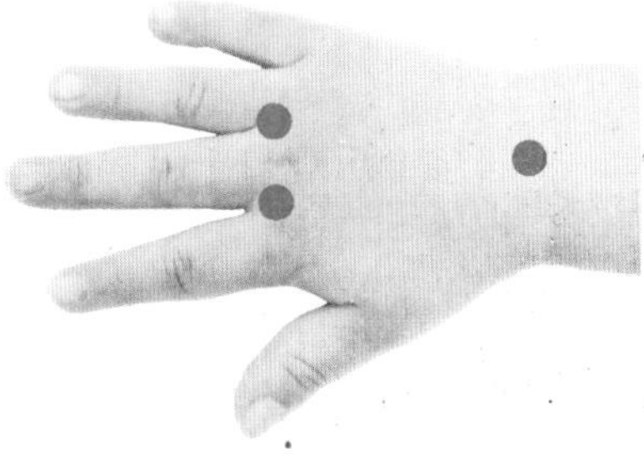

图 4-58 一窝风、二扇门

2.宝宝发热比较重，怕冷的感觉比较轻，出汗较多，鼻子不通气，流黄色混浊的鼻涕，咽喉发红而且疼痛，咳吐黄色黏稠的痰，脸面和嘴唇发红——

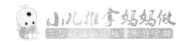

推脊（用食中指腹自大椎穴沿督脉向下推至尾骨端）3分钟（图4-59）

退六腑（穴在前臂尺侧自肘关节至掌根成一直线，以食、中二指指腹，自肘关节推至掌根）2分钟（图4-60）

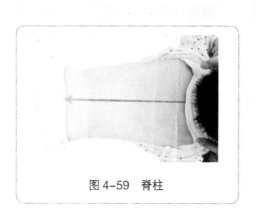

图4-59　脊柱

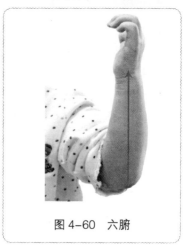

图4-60　六腑

3.患有感冒的宝宝，如果出现不爱吃饭，肚子发胀，呕吐物有一股酸腐味，大便臭——

揉板门（穴在手掌大鱼际平面，用左手托住患儿之左手，用右手拇指或食指在大鱼际平面的中点上做揉法）3分钟（图4-61）

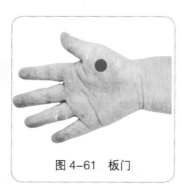

图4-61　板门

4.如果宝宝出现烦躁不安，晚上睡觉不安宁或者哭闹不能入睡，甚至惊厥的症状——

捣小天心（穴在掌根，大小鱼际交接之凹陷中，以中指尖或屈曲的指间关节捣）3分钟（图4-62）

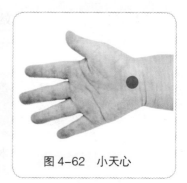

图4-62　小天心

5.如果宝宝咳痰比较多，咳嗽气喘比较剧烈时——

推揉膻中（穴在胸部，当前正中线上，平第4肋间，两乳头连线的中点，用中指端揉之，然后用食指、中指自胸骨切迹向下推至剑突）3分钟（图4-63）

顺运内八卦（以掌中心为圆心，从圆心至中指根横纹约2/3处为半径，画一圆圈，用拇指面顺时针方向运内八卦）3分钟（图4-64）

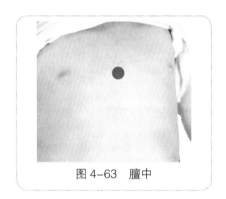

图 4-63　膻中

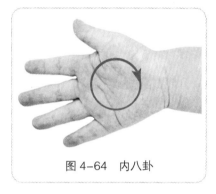

图 4-64　内八卦

预防与调护

1.平时多让宝宝晒晒太阳，根据天气变化及时增减衣服。

2.感冒流行的季节少去人群密集的场所。

3.生病时让宝宝多喝水，吃容易消化的食物。

4.推拿的同时可配合食疗小方以增强疗效。如可用红糖、生姜、葱白各适量，煮汤喝，每天喝1～2次。如果宝宝出现高热、满面通红、汗多的情况时不能用此方，可改用金银花15克、蜂蜜50克、大青叶10克，将金银花、大青叶放入锅内，加水煮沸，开锅后再煮3分钟，把蜂蜜放在煎好的药液中，搅拌均匀，一天喝1～2次。

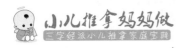

咳 嗽

咳嗽是呼吸道疾病的一个常见症状。宝宝的主要症状就是咳嗽，有些宝宝可以咳吐出痰液，有些宝宝则只是咳嗽而没有痰液咳出。患有咳嗽的宝宝只要经过正确治疗能很快就好，但也有些宝宝经过打针、吃药，甚至输液等治疗仍然会拖延很长时间而不见好转。推拿对咳嗽有较好的疗效，只要辨证准确，一般都能起到比较好的治疗效果。

基本处方

顺运内八卦（以掌中心为圆心，从圆心至中指根横纹约 2/3 处为半径，画一圆圈，用拇指面顺时针方向运内八卦）5 分钟（图 4-65）

平肝清肺（穴在食指和无名指末节螺纹面，两穴同时自指面末节指纹推向指尖）5 分钟。（图 4-65）

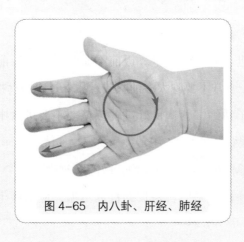

图 4-65　内八卦、肝经、肺经

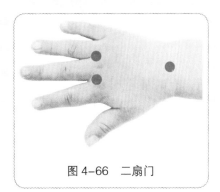

🎵 根据症状加减

1.宝宝咳嗽并咳出白色的清稀的痰液，鼻子不通气，流比较清稀的鼻涕，怕冷，头痛，不出汗——

揉一窝风（穴在手背腕横纹中央之凹陷中，以中指或拇指端按揉之）3分钟（图4-66）

掐揉二扇门（穴在手背中指本节两旁陷中，用两拇指端或食指、中指端揉之）3分钟（图4-66）

图4-66　二扇门

2.宝宝咳嗽并咳出黄色黏稠的痰液，流黄色黏稠的鼻涕，身体有少量汗液渗出，微微有点怕冷，咽喉疼痛，身体发热，口渴——

清天河水（穴在前臂内侧正中，自腕横纹至肘横纹成一直线，用食、中二指指腹，从腕横纹起，推至肘横纹）3分钟（图4-67）

捏脊（双手用捏法从尾骨端沿督脉向上捏至大椎穴，每捏三下将背脊提一下）3分钟（图4-68）

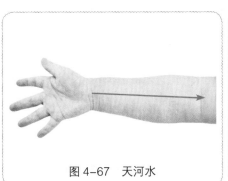

图4-67　天河水

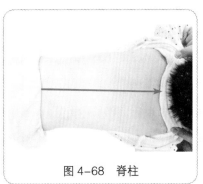

图4-68　脊柱

3.宝宝咳嗽声音比较重浊，早晨和饭后咳嗽比较严重，咳痰比较多，痰液排出后咳嗽能够暂时缓解——

清补脾经（穴在拇指桡侧，赤白肉际处，由指尖到指根成一直线，自指尖推向指根，来回推）3分钟（图4-69）

推四横纹（穴在手掌面，第2至第5指节第1指间关节横纹处，以拇指桡侧在四横纹穴左右来回推之）3分钟（图4-69）

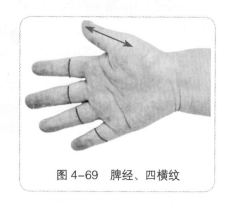

图4-69　脾经、四横纹

4.宝宝咳嗽时间比较长，身体微微发热，咳痰比较少或者没有痰，咳嗽的声音低弱，不爱吃饭，疲劳，没有精神——

补脾经（穴在拇指桡侧，赤白肉际处，由指尖到指根成一直线，自指尖推向指根）3分钟（图4-70）

揉二马（穴在手背无名指掌指关节与小指掌指关节之间后陷中，以拇指或中指端揉之）3分钟（图4-71）

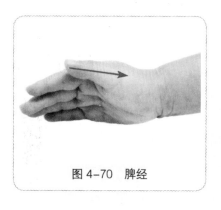

图4-70　脾经

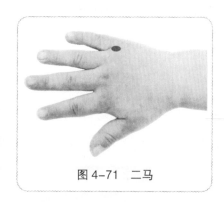

图4-71　二马

预防与调护

1. 咳嗽期间不能让宝宝食用冷冻、辛辣及酸味食品，不要吃过咸、过甜的食物及油炸食物，应该多喝水。

2. 如果宝宝是由于过敏因素所致的咳嗽，应慎吃鸡蛋鱼腥虾蟹等相关食物。最好不要养猫、狗等宠物，而且也别让宝宝近距离接触花朵，因为花粉也可能是过敏原。

3. 注意保暖，防止宝宝脚心和头顶着凉而使呼吸道抵抗力下降。

4. 应增加空气湿度，让宝宝远离尘土油烟。

5. 为了避免宝宝睡眠时咳嗽，可让宝宝取侧卧位，最好将头部或上身用毛巾、枕头垫得稍高一些，以免呼吸道分泌物返流到气管引起咳嗽，影响宝宝睡眠。

6. 推拿同时可配合食疗小方，以增强疗效。①出现第一种症状时可用生姜 10 克，饴糖适量。把生姜清洗干净，切成丝状，放在瓷杯里，用滚开水冲泡，加盖 10 分钟，再加入适量的饴糖，代茶饮。②出现第二种症状时可用金银花 15 克，薄荷 5 克，蜜糖少量。先煎金银花、薄荷，开锅后煎 5 分钟，煎出的药液分次与蜜糖冲匀饮用。③出现第四种症状时可将山药去皮，加工成稀糊状后放入锅中，加水煮开服用。宝宝空腹时服用最好，一碗山药粥可以分 2～3 次喂给宝宝。

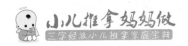
哮 喘

当宝宝反复出现呼吸喘气比较急促，喉咙间能听到哮鸣声，甚至呼吸非常困难，不能平躺在床上，张着口抬着肩呼吸，口唇呈青紫色等表现时，那就可能是患了哮喘病。哮喘在冬天和气候多变时容易发作，主要是因为宝宝身体过敏而导致的。多数宝宝经过治疗可以缓解或者减轻。缓解期宝宝一般没有咳嗽，白天容易出汗，身体有怕冷的感觉，精神疲惫，没力气，说话和呼吸声音都很小，饭量减少，排稀薄的大便，容易感冒。随着年龄逐渐增大，大多数孩子可以痊愈，不再发作。也有少数宝宝治疗方法不正确而不能痊愈，甚至影响生长发育。推拿对于本病有较好的治疗效果。

发 作 期

基本处方

逆运内八卦（以掌中心为圆心，从圆心至中指根横纹约 2/3 处为半径，画一圆圈，用拇指面逆时针方向运内八卦）5 分钟（图 4-72）

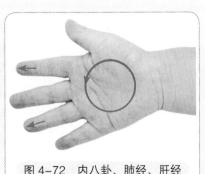

图 4-72　内八卦、肺经、肝经

清肺平肝（穴在食指和无名指末节螺纹面，两穴同时自指面末节指纹推向指尖）5 分钟（图 4-72）

根据症状加减

1. 宝宝发作的时候喉咙内有哮鸣音,呼吸和咳喘都比较急促,咳出的痰是稀白色的,而且泡沫比较多,口不渴,有怕冷的感觉,面色呈青白色,手脚发凉——

揉外劳宫(穴在手背中,与内劳宫相对处,用中指端揉之)5分钟(图4-73)

推四横纹(穴在手掌面,第2至第5指节第1指间关节横纹处,以拇指桡侧在四横纹穴来回推之)3分钟(图4-74)

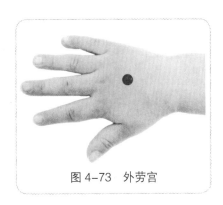
图 4-73　外劳宫

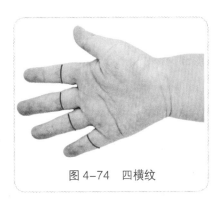
图 4-74　四横纹

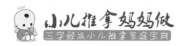

2.宝宝发作比较急,咳喘明显,有胸闷的感觉,咳出的痰液比较黏稠,颜色发黄,口渴,身体发热,脸面发红,身体有汗液流出,小便颜色是黄色的,大便干燥——

退六腑(穴在前臂尺侧自肘关节至掌根成一直线,以食、中二指指腹,自肘关节推至掌根)5分钟(图4-75)

揉二马(穴在手背无名指掌指关节与小指掌指关节之间后陷中,以拇指或中指端揉之)3分钟(图4-76)

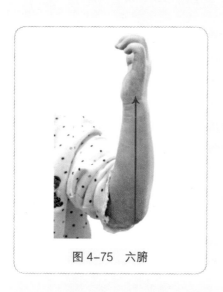

图4-75 六腑

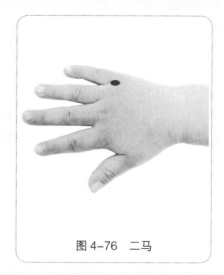

图4-76 二马

缓 解 期

基本处方

补脾经（穴在拇指桡侧，赤白肉际处，由指尖到指根成一直线，自指尖推向指根）5分钟（图4-77）

补肺经（穴在无名指末节螺纹面，指尖推向指根）5分钟（图4-78）

揉二马（穴在手背无名指掌指关节与小指掌指关节之间后陷中，以拇指或中指端揉之）5分钟（图4-79）

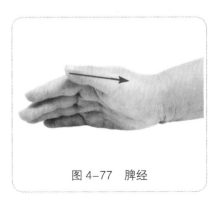

图4-77　脾经

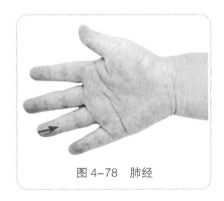

图4-78　肺经

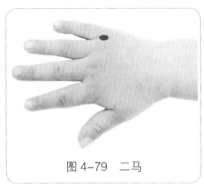

图4-79　二马

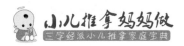

预防与调护

1. 平常给宝宝加强营养，多锻炼，以增强宝宝的体质，预防感冒，以防止诱发哮喘。

2. 如果哮喘持续发作不能缓解，一定要去医院综合治疗。

3. 缓解期或三伏天可用穴位敷贴的方法配合推拿治疗。

4. 缓解期也可用食疗的方法配合推拿治疗。核桃仁 250 克，黑芝麻 100 克，放入锅内稍微炒一下，捣碎。把蜂蜜 100 毫升和水 200 毫升混合，煮开后再加入捣碎后的核桃仁和黑芝麻，放入锅内蒸 20 分钟。让宝宝每天早晚各吃 1 勺。

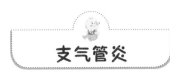

支气管炎

支气管炎分为急性支气管炎和慢性支气管炎。主要表现就是咳嗽，但支气管炎引起的咳嗽比感冒引起的咳嗽要剧烈，而且伴有宝宝呼吸比较急促的表现。急性支气管炎常常由于感冒治疗不及时演变而成，如果急性支气管炎反复发作，拖延的时间比较长，就有可能转变成慢性支气管炎。推拿对本病有较好的治疗效果。

基本处方

顺运内八卦（以掌中心为圆心，从圆心至中指根横纹约 2/3 处为半径，画一圆圈，用拇指面顺时针方向运内八卦）5 分钟（图 4-80）

清肺平肝（穴在食指和无名指末节螺纹面，两穴同时自指面末节横纹推向指尖）5 分钟（图 4-80）

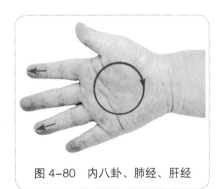

图 4-80 内八卦、肺经、肝经

根据症状加减

1. 宝宝身体发热，微微有汗，咳嗽、呼吸比较急促，咳出黄色黏稠的痰液，流黄鼻涕，咽喉疼痛充血并且有发痒的感觉，口干想喝水——

清天河水（穴在前臂内侧正中，自腕横纹至肘横纹成一直线，用食、中二指指腹，从腕横纹起推至肘横纹）3分钟（图4-81）

推四横纹（穴在手掌面，第2至第5指节第1指间关节横纹处，以拇指桡侧在四横纹穴来回推之）3分钟（图4-82）

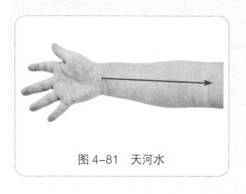

图4-81 天河水

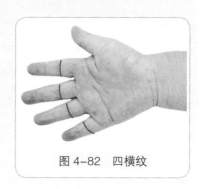

图4-82 四横纹

2.宝宝持续高热，咳嗽非常频繁，喉咙中可以听到痰鸣声，有黄稠痰而且很难向外咳出，呼吸喘气比较急促，甚至出现呼吸困难的情况而导致嘴唇发青，神情比较烦躁——

揉小横纹（穴在掌面食指、中指、无名指、小指掌指关节横纹处，用拇指或中指端按揉）3分钟（图4-83）

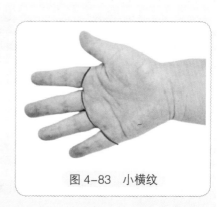

图4-83 小横纹

退六腑（穴在前臂尺侧自肘关节至掌根成一直线，以食、中二指指腹，自肘关节推至掌根）3分钟（图4-84）

逆运内八卦（以掌中心为圆心，从圆心至中指根横纹约2/3处为半径，画一圆圈，用拇指面逆时针方向运内八卦）（图4-85）

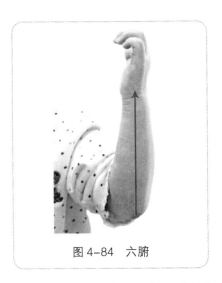

图 4-84　六腑

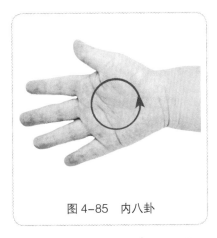

图 4-85　内八卦

3.宝宝发低热，也有些不发热，面色发白没有光泽，容易出汗，咳嗽声音没有力气，喉咙中可以听到痰鸣声，稍微一活动就会出现喘气急促的表现，宝宝平时没有精神，身体消瘦，不爱吃饭，大便稀薄——

补脾经（穴在拇指桡侧，赤白肉际处，由指尖到指根成一直线，自指尖推向指根）3分钟（图4-86）

清补肺经（穴在无名指末节螺纹面，从指尖到指面末节指纹，来回推）3分钟（图4-87）

揉二马（穴在手背无名指掌指关节与小指掌指关节之间后陷中，以拇指或中指端揉之）3分钟（图4-88）

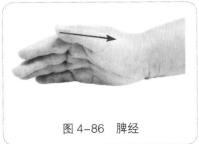

图 4-86　脾经

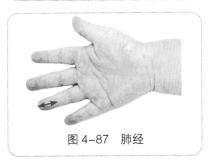

图 4-87　肺经

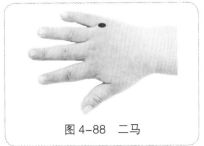

图 4-88　二马

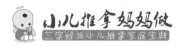

预防与调护

1. 喂食应加强营养，多注重锻炼，以增强宝宝体质。

2. 冬春季节应注意保暖，注意不要让宝宝受凉。

3. 生病后，不要给宝宝喂食过甜、过咸或者油腻的食物，多让宝宝喝水。

4. 少让宝宝接触煤气、尘烟、油漆等刺激性气味。

5. 可以给宝宝用小中药方以配合治疗。桔梗、炙甘草、百部各6克，加水煎煮，开锅后煎10分钟，每天喝1付，连服3天。

过敏性鼻炎

　　有些宝宝早上一起床，就不停地打喷嚏、流鼻涕，宝宝可能患有过敏性鼻炎了。过敏性鼻炎又称变态反应性鼻炎，是人体对某种物质的变态反应在鼻部的表现，常被误认为伤风感冒。患此病的宝宝一般多为过敏体质，这类宝宝如果接触或者吃一些具有过敏性的东西，就有可能导致过敏性鼻炎的发生。常见的过敏性物质如牛奶、鱼、虾、牛肉、羊肉等，其他如尘埃、毛类、花粉、寒冷等。坚持推拿可以对本病起到较好的治疗作用。

基本处方

　　揉印堂（穴在两眉头连线的中点，用拇指按揉之）3分钟（图4-89）

　　揉迎香（穴在鼻翼旁0.5寸鼻唇沟中，用食、中二指或两拇指端按揉之）3分钟（图4-89）

　　擦鼻翼两侧（用屈曲拇指指间关节的挠侧缘在鼻翼两侧上下推擦）3分钟（图4-89）

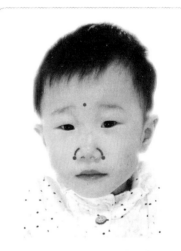

图4-89　印堂、迎香、鼻翼

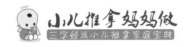

根据症状加减

1.宝宝鼻子有发痒的感觉，打喷嚏比较频繁，鼻子不通气，并流出大量的清水样鼻涕，身体发热，怕冷——

揉外劳宫（穴在手背中，与内劳宫相对处，用中指端揉之）3分钟（图4-90）

揉一窝风（穴在手背腕横纹中央之凹陷中，以中指或拇指端按揉之）3分钟（图4-90）

揉二扇门（穴在手背中指本节两旁陷中，用两拇指端或食、中指端揉之）3分钟（图4-90）

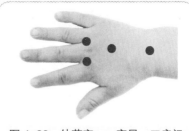
图4-90 外劳宫、一窝风、二扇门

2.宝宝鼻塞比较重，嗅觉减退，平时常有头昏沉重的感觉，身体感觉没有力气，不爱吃饭，大便比较稀——

补脾经（穴在拇指桡侧，赤白肉际处，由指尖到指根成一直线，自指尖推向指根）3分钟（图4-91）

补肺经（穴在无名指末节螺纹面，由指尖推向指面末节指纹）3分钟（图4-92）

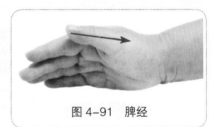
图4-91 脾经

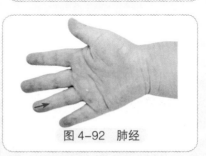
图4-92 肺经

3.宝宝鼻子不通气，打喷嚏比较频繁，流出大量的清鼻涕，早晨和晚上比较严重，精神疲劳没有力气，怕冷，手脚发凉，头晕，耳鸣，腰酸腿软——

补肾经（穴在小指指面尺侧，由指尖到指根成一直线，自指根推向指尖）3分钟（图4-93）

揉二马（穴在手背无名指掌指关节与小指掌指关节之间后陷中，以拇指或中指端揉之）3分钟（图4-94）

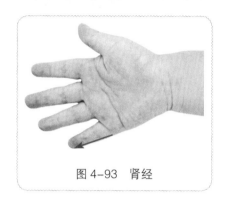

图4-93 肾经

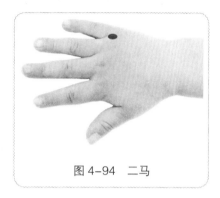

图4-94 二马

预防与调护

1.找出致病的过敏原，设法避免宝宝接触，经过较长时间后，宝宝对该过敏原的敏感性可以降低或消失。

2.改善周围生活环境，坚持锻炼身体，提高宝宝的抵抗力。

3.避免让宝宝食用鱼虾、海味、牛乳、蛋类等食物。

4.推拿的同时可配合小药方以增强疗效。①用普通的食用香油，每天3~5次，每次5滴左右，滴入鼻内。注意鼻塞严重时不要滴，可变换一下宝宝的体位，等宝宝鼻子通气后再滴，滴前将鼻涕擦干净。②取新鲜生葱，清洗干净，把葱白捣烂取汁，先用棉签蘸淡盐水清洁鼻孔，然后将浸了葱汁的小棉花团塞到鼻孔里，保持几分钟后再换新棉团。③将剥好的大蒜浸泡在酒和醋混合的液体中，密封1个月后开封，每天吃饭时都要吃几瓣蒜，并且每天晚上用泡出蒜后剩余的液体熏鼻子半个小时。

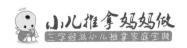

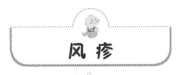

风疹

有些宝宝发热后突然出现一些浅红色的小疹，这是风疹，是由于感染了风疹病毒引起。宝宝刚开始出现类似感冒的症状，包括发热、咳嗽、流鼻涕、胃口差等，发热1～2天后开始出疹，一般1天内出齐。疹色浅红，细小，均匀，高出皮肤，有瘙痒感。出疹以后1～2天渐渐退热。疹子2～3天消退，不脱屑，没有色素沉着。家长可以用推拿的方法治疗本病。

基本处方

清天河水（穴在前臂内侧正中，自腕横纹至肘横纹成一直线，用食、中二指指腹，从腕横纹起，推至肘横纹）3分钟（图4-95）

清肺平肝（穴在食指和无名指末节螺纹面，两穴同时自指面末节指纹推向指尖）3分钟（图4-96）

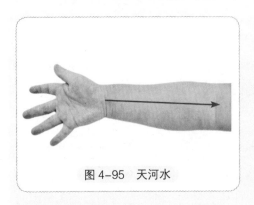

图4-95　天河水

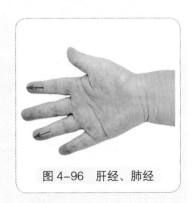

图4-96　肝经、肺经

根据症状加减

1.宝宝高热，疹子颜色鲜红稠密——

清天河水改为退六腑（六腑穴在前臂尺侧自肘关节至掌根成一直线，以食、中二指指腹，自肘关节推至掌根）3分钟（图4-97）

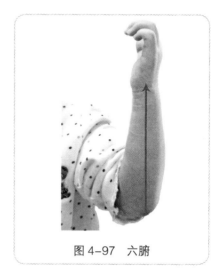

图4-97　六腑

2.出疹后瘙痒感比较严重——

按揉双侧曲池穴（穴在肘横纹外侧端，屈肘，当尺泽穴与肱骨外上髁连线中点）各2分钟（图4-98）

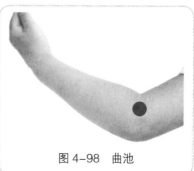

图4-98　曲池

3.有发惊的情况——

捣揉小天心（穴在掌根，大小鱼际交接之凹陷中，以拇指或中指端揉之，继以中指尖或屈曲的指间关节捣之）3分钟（图4-99）

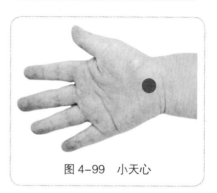

图4-99　小天心

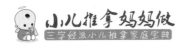
4. 腹泻——

揉外劳宫（穴在手背中，与内劳宫相对处，用中指端揉之）3分钟（图4-100）

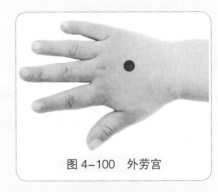

图4-100　外劳宫

5. 呕吐——

清胃经（穴在手掌腕横纹至拇指根部，桡侧缘赤白肉际处，自腕横纹推向拇指根部）3分钟（图4-101）

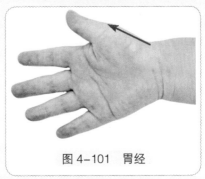

图4-101　胃经

🧍 预防与调护

1.宝宝在发热期间要卧床休息，多饮水，吃流质或半流质易消化的食物。

2.先天性风疹的宝宝可长期携带病毒，影响其生长发育，应早期监测视力、听力，给予特殊教育与治疗，以提高其生活质量。

3.孕妇在妊娠早期，不论以前是否患过风疹或接种过风疹疫苗，都应避免与风疹病儿接触，以免使胎儿畸形或出生后患先天性心脏病、白内障、聋哑等。

流行性腮腺炎

　　流行性腮腺炎又称痄腮。本病的特点是宝宝在开始时出现发热、怕冷、不想吃饭、恶心呕吐、咽喉部疼痛、头痛的症状，很像是患了感冒，1～2天后出现一侧或两侧的耳朵下面以耳垂为中心的腮部肿胀而且疼痛的症状，张口吃东西时疼痛更加厉害。1周以后，有些宝宝会并发睾丸炎，出现睾丸肿大疼痛，并且有坠胀的感觉。个别宝宝可并发脑膜脑炎。家长应当根据下面的穴位及时给宝宝做推拿治疗。

基本处方

　　退六腑（穴在前臂尺侧自肘关节至掌根成一直线，以食、中二指指腹，自肘关节推至掌根）3分钟（图4-102）

　　清胃经（穴在手掌腕横纹至拇指根部，桡侧缘赤白肉际处，自腕横纹推向拇指根部）3分钟（图4-103）

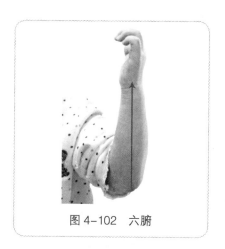

图 4-102　六腑

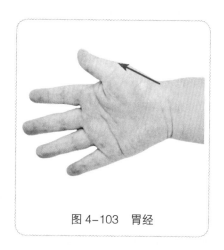

图 4-103　胃经

清天河水（穴在前臂内侧正中，自腕横纹至肘横纹成一直线，用
食、中二指指腹，从腕横纹起，推至肘横纹）3分钟（图4-104）

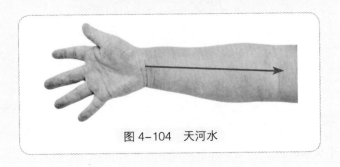

图 4-104　天河水

根据症状加减

如果并发睾丸炎，出现睾丸肿大疼痛，并且有坠胀的感觉——

揉二马（穴在手背无名指掌指关节与小指掌指关节之间后陷中，
以拇指或中指端揉之）3分钟（图4-105）

清肝经（穴在食指末节螺纹面，自指面末节指纹推向指尖）3分钟
（图4-106）

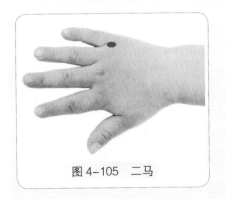

图 4-105　二马

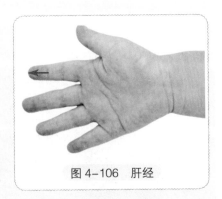

图 4-106　肝经

预防与调护

1. 让宝宝多休息，吃流食或软饭，不要吃油腻和酸辣的食物，多喝水。

2. 注意宝宝的口腔卫生，被宝宝分泌的唾液和鼻涕污染的物品应当曝晒或煮沸消毒。

3. 如果宝宝出现比较重的症状，应当及时去医院治疗。

4. 可配合外用小验方。红小豆粉适量，加入蛋清或陈醋调成糊状，敷在腮部肿胀的部位。

5. 如果没有患病的宝宝有与患病的宝宝接触的情况，可以用金银花、板蓝根各10克，水煎服，每天1剂，连服3天，来达到预防的目的。

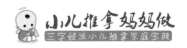

急性结膜炎

一觉醒来，突然发现宝宝眼屎增多，眼睑颜色变红，肿大，不停地流眼泪，宝宝感觉眼睛疼痛发痒，眼睛里面像是有小东西一样，因此不停地揉眼睛，怕见到阳光，而且宝宝还有大便干结的情况。这种情况就是典型的急性结膜炎的表现。得了这个病后会给宝宝带来很大的痛苦，家长都盼望宝宝能够早日康复，应用推拿的方法可以对本病起到比较好的治疗效果。

基本处方

平肝清肺（穴在食指和无名指末节螺纹面，两穴同时自指面末节指纹推向指尖）3分钟（图4-107）

清天河水（穴在前臂内侧正中，自腕横纹至肘横纹成一直线，用食、中二指指腹，从腕横纹起，推至肘横纹）3分钟（图4-108）

捣揉小天心（穴在掌根，大小鱼际交接之凹陷中，以拇指或中指端揉之，继以中指尖或屈曲的指间关节捣之）3分钟（图4-107）

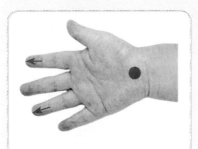

图4-107　肝经、肺经、小天心

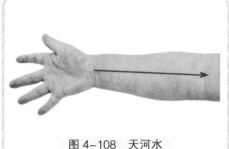

图4-108　天河水

根据症状加减

如果宝宝症状比较重——

清天河水改为退六腑（六腑穴在前臂尺侧自肘关节至掌根成一直线，以食、中二指指腹，自肘关节推至掌根）3分钟（图4-109）

揉二马（穴在手背无名指掌指关节与小指掌指关节之间后陷中，以拇指或中指端揉之）3分钟（图4-110）

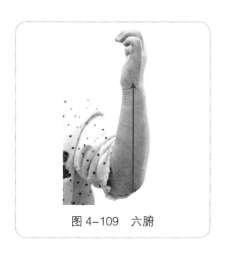

图4-109 六腑

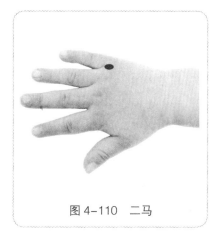

图4-110 二马

预防与调护

1.注意保持宝宝眼部的清洁卫生，及时擦去眼部分泌物。

2.避免不必要的串门和聚会，少带宝宝去公共场所。

3.禁止患病的宝宝食用辛辣食物及牛羊肉等。

4.可用小药方配合推拿治疗以增强疗效。菊花、金银花各9克，煎水口服，并用药液洗眼。

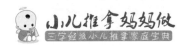

流涎症

有些宝宝的唾液常常不自觉地从口内流溢出来,这即是流涎症。流涎症是指小儿唾液过多而引起口涎向外流出的一种症状,这种症状比较多见。在发病的早期用推拿的方法能起到比较好的治疗效果。

基本处方

推四横纹(穴在手掌面,第2至第5指节第1指间关节横纹处,以拇指桡侧在四横纹穴左右来回推之)3分钟(图4-111)

清心经(穴在中指末节螺纹面,自指面末节指纹推向指尖)3分钟(图4-111)

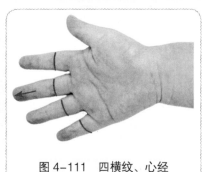

图4-111 四横纹、心经

根据症状加减

1.宝宝流的涎液比较黏稠,有口臭,不爱吃饭,肚子发胀,大便气味比较臭,小便颜色发黄——

清天河水(穴在前臂内侧正中,自腕横纹至肘横纹成一直线,用食、中二指指腹,从腕横纹起,推至肘横纹)3分钟(图4-112)

清胃经(穴在手掌腕横纹至拇指根部,桡侧缘赤白肉际处,自腕

横纹推向拇指根部）3分钟（图4-113）

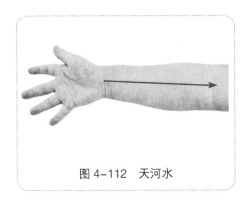

图4-112 天河水

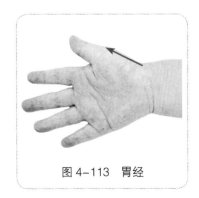

图4-113 胃经

2.宝宝流的涎液比较清稀，没有味道，面色发黄，身体消瘦，没有精神，不爱说话，吃饭减少，大便稀薄——

补脾经（穴在拇指桡侧，赤白肉际处，由指尖到指根成一直线，自指尖推向指根）3分钟（图4-114）

推三关（穴在前臂桡侧，腕横纹至肘横纹成一直线，用食中二指并拢，自桡侧腕横纹起推至肘横纹处）3分钟（图4-115）

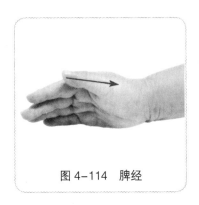

图4-114 脾经

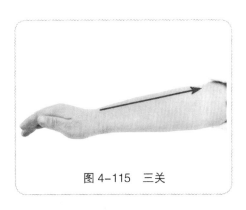

图4-115 三关

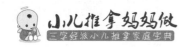

预防与调护

1.培养宝宝养成良好的卫生习惯，注意口腔的清洁。

2.如果流涎是由原发病如面神经麻痹、脑炎后遗症引起的，要积极治疗原发病。

3.出现第二种情况的流涎可以用食疗小药方配合治疗。炒白术30克，益智仁20克，生姜50克，白糖50克，白面粉适量。把炒白术和益智仁一块研成细末，生姜捣烂绞汁。将药末同白面粉、白糖和匀，加入姜汁和清水和匀，做成小饼，烙熟服用。

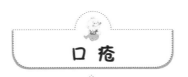

口 疮

很多宝宝口内黏膜、舌、齿龈或两颊等部位常常出现黄白色溃疡或者小疮，疼痛，流口水，或伴有身体发热，这些都是小儿口疮的表现特点。由于宝宝会感觉比较疼痛，常常会哭闹，不敢吃饭，时间长久可导致宝宝消瘦，体质下降，增加家长的心理负担。推拿对本病具有较好的疗效。

基本处方

清天河水（穴在前臂内侧正中，自腕横纹至肘横纹成一直线，用食、中二指指腹，从腕横纹起，推至肘横纹）5分钟（图4-116）

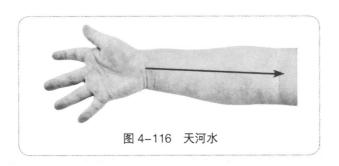

图4-116 天河水

清胃经（穴在手掌腕横纹至拇指根部，桡侧缘赤白肉际处，自腕横纹推向拇指根部）3分钟（图4-117）

清心经（穴在中指末节螺纹面，自指面末节指纹推向指尖）3分钟（图4-118）

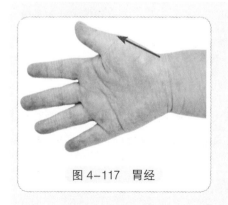

图 4-117 胃经

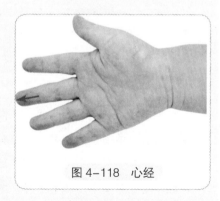

图 4-118 心经

根据症状加减

1. 口疮的边缘呈鲜红色，宝宝身体发热，情绪比较烦躁，口气有臭味，流口水，不爱吃饭，大便又干又硬，小便少而且颜色比较深——

捣小天心（穴在掌根，大小鱼际交接之凹陷中，以中指尖或屈曲的指间关节捣之）3分钟（图4-119）

退六腑（穴在前臂尺侧自肘关节至掌根成一直线，以食、中二指指腹，自肘关节推至掌根）3分钟（图4-120）

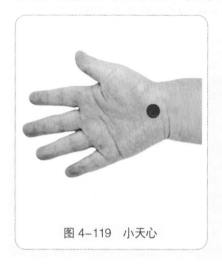

图 4-119 小天心

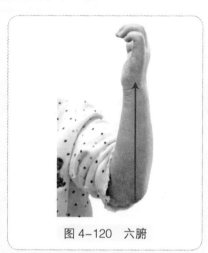

图 4-120 六腑

2. 口疮周围呈淡红色，宝宝精神比较疲惫，身体瘦，两侧颧部发红，口干，口渴，口臭不明显——

揉二马（穴在手背无名指掌指关节与小指掌指关节之间后陷中，以拇指或中指端揉之）3分钟（图4-121）

推擦涌泉（屈趾，穴在足掌心前正中凹陷中，用拇指推擦）3分钟（图4-122）

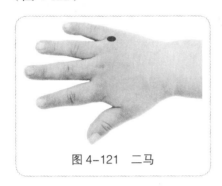

图4-121　二马

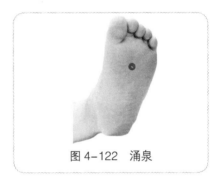

图4-122　涌泉

预防与调护

1. 注意口腔卫生，要经常用温开水漱口。

2. 不要给宝宝吃过热、过酸、过咸、辛辣、油腻及有刺激性的食物，以减少疼痛刺激。

3. 饮食要清淡，多吃蔬菜、水果，以补充维生素。可将蔬菜切碎放粥中食用，既有营养，又无痛苦。

4. 如果口疮较重，宝宝可有发热、烦躁的表现，家长应及时到医院就诊，按医嘱给患儿吃药、打针。

5. 对于高热的宝宝，要及时给予降温处理，如酒精擦浴或服解热止痛药等。

6. 推拿的同时可配合食疗小方，以增强疗效。①出现第一种症状时可用金橘数个，水煎代茶饮。②出现第二种症状时可用太子参10克，莲子30克，冰糖30克，水煎20～30分钟，喝汤吃莲子。

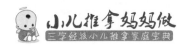

多动症

　　有些宝宝上课时不停做小动作，撕书，把书本涂得不成样子，凡能碰的东西都要碰，甚至会无故叫喊，乱跑乱跳，没有耐心，做事急匆匆，注意力不集中，学习困难，不能自我控制，去医院体格检查大多数正常，这种情况为小儿多动症的表现。一般多发于6~14岁少年儿童，病因尚不明确，可能与遗传、环境、教育、心理、脑部器质性病变等因素有关。本病用推拿疗法具有很不错的治疗效果，而且简单方便，没有痛苦。

基本处方

　　清心经（穴在中指末节螺纹面，自指面末节指纹推向指尖）3分钟（图4-123）

　　清肝经（穴在食指末节螺纹面，自指面末节指纹推向指尖）3分钟（图4-123）

　　捣小天心（穴在掌根，大小鱼际交接之凹陷中，以中指尖或屈曲的指间关节捣之）3分钟（图4-123）

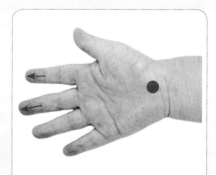

图4-123　心经、肝经、小天心

根据症状加减

1.注意力涣散不能集中，手心、脚心发热，喉咙发干，头晕，健忘，学习困难，睡觉不好——

补脾经（穴在拇指桡侧，赤白肉际处，由指尖到指根成一直线，自指尖推向指根）3分钟（图4-124）

补肾经（穴在小指指面尺侧，由指尖到指根成一直线，自指根推向指尖）3分钟（图4-125）

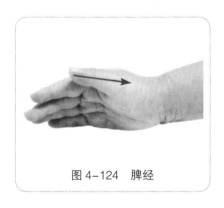

图4-124　脾经

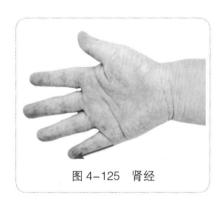

图4-125　肾经

2.注意力涣散，多动，脾气急躁，容易生气，说话多而且声音大，感觉心中烦躁，口渴——

清天河水（穴在前臂内侧正中，自腕横纹至肘横纹成一直线，用食、中二指指腹，从腕横纹起，推至肘横纹）3分钟（图4-126）

清小肠经（穴在小指尺侧缘，由指尖到指根，自指根推向指尖）3分钟（图4-127）

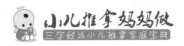

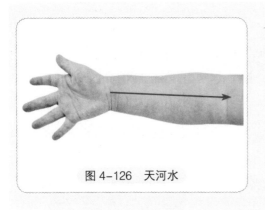

图 4-126 天河水

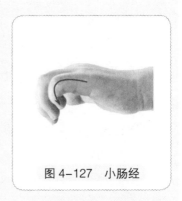

图 4-127 小肠经

3.注意力不集中，精神涣散，多动，说话多，胸部有憋闷感，恶心，呕吐，痰多——

揉中脘（穴在胸骨下端至脐连线之中点，用指端或掌根按揉之）3分钟（图 4-128）

顺运内八卦（以掌中心为圆心，从圆心至中指根横纹约 2/3 处为半径，画一圆圈，用拇指面顺时针方向运内八卦）3分钟（图 4-129）

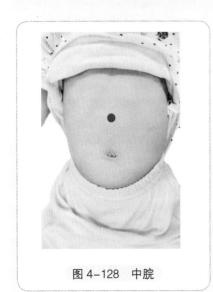

图 4-128 中脘

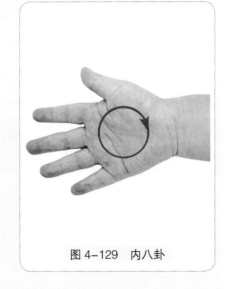

图 4-129 内八卦

4.注意力不集中，心烦意乱，多动不安，哭笑无常，脾气暴躁，打人骂人，手心、脚心发热，睡眠不好——

顺运内八卦（以掌中心为圆心，从圆心至中指根横纹约2/3处为半径，画一圆圈，用拇指面顺时针方向运内八卦）3分钟（图4-129）

清天河水（穴在前臂内侧正中，自腕横纹至肘横纹成一直线，用食、中二指指腹，从腕横纹起，推至肘横纹）3分钟（图4-130）

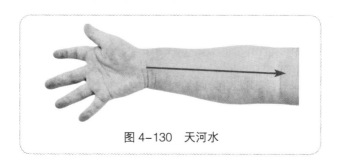

图4-130　天河水

预防与调护

1.对儿童多动症患儿治疗应采取综合措施，给予耐心、细致的心理指导，只要稍有进步，即给予鼓励、赞美。

2.要辅导孩子的功课，提高其自信心。

3.不要责打孩子，要使其充分睡眠和休息。

4.注意均衡饮食，多吃蔬菜和水果，少吃或不吃油炸、高盐的食物。

汗 证

一般情况下，宝宝比成年人容易出汗，但若全身或局部无缘无故出汗很多，甚至大汗淋漓，则是一种病证，属于"汗证"，多发生于5岁以下的宝宝。有的宝宝在白天时没有服用发汗药，没做剧烈活动，也没有天气炎热或者衣被过厚等因素，时不时自然汗出，这叫"自汗"。如果晚上睡觉的时候出汗，醒来后就不出汗了，这种情况叫做"盗汗"。推拿对本病有较好的疗效。

基本处方

揉肾顶（穴在小指顶端，用中指或者拇指指端按揉）3分钟（图4-131）

补肺经（穴在无名指末节螺纹面，由指尖推向指面末节指纹）3分钟（图4-131）

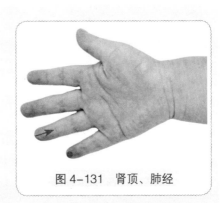

图4-131 肾顶、肺经

根据症状加减

1. 自汗常伴有面色发白、四肢发凉、气短、容易疲劳、怕冷、怕吹风等症状——

补脾经（穴在拇指桡侧，赤白肉际处，由指尖到指根成一直线，自指尖推向指根）3分钟（图4-132）

揉外劳宫（穴在手背中，与内劳宫相对处，用中指端揉之）3分钟（图4-133）

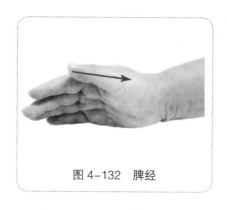

图4-132　脾经

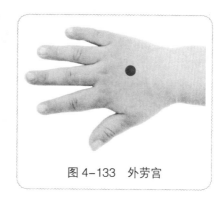

图4-133　外劳宫

2.盗汗为睡觉时全身汗出，醒后就不出汗了，常伴有手心脚心发热、烦躁、口干、口渴等症状——

揉二马（穴在手背无名指掌指关节与小指掌指关节之间后陷中，以拇指或中指端揉之）3分钟（图4-134）

揉擦涌泉（屈趾，穴在足掌心前正中凹陷中，用拇指端揉擦）3分钟（图4-135）

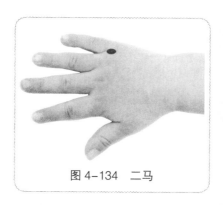

图4-134　二马

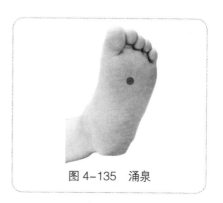

图4-135　涌泉

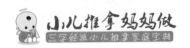

预防与调护

1. 不要让宝宝直接吹风，以免感冒。

2. 勤换衣被，并随时用柔软干净的布擦身，以保持皮肤干爽。

3. 增强宝宝体质，多给宝宝饮水，注意饮食营养，多进高蛋白和蔬菜类食物，不要吃辛辣、油腻的食物。

4. 推拿同时可配合小药方以增强疗效。出现第一种症状时可用黄芪 30 克加水煎成浓汁，加入粳米 100 克，加水煮成稀粥，用适量红糖调服。出现第二种症状时可用黑豆、小麦各 50 克熬粥喝。

5. 如果推拿效果不好时，应当查明病因，对原发病进行治疗。

遗尿症

有些宝宝 3 岁以上仍然有尿床的习惯，这是一种病理现象，称作"遗尿症"。这一类的宝宝在白天比较疲劳或者天气阴雨时更易尿床。症状较轻的几个晚上尿床一次，严重的每天晚上要尿床 1～2 次，甚至更多。3 岁以下的宝宝，由于脑功能发育还没有健全或正常的排尿习惯还没有养成，出现尿床不属于病理现象。遗尿症必须及早治疗，如果拖得时间太长，就会妨碍儿童的身心健康，影响发育。小儿推拿对于遗尿症有独特的疗效。

基本处方

揉丹田（穴在下腹部，前正中线上，当脐下 2.5 寸，用拇指或食指、中指指端揉之）3 分钟（图 4-136）

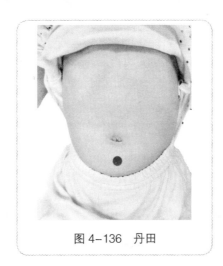

图 4-136　丹田

揉百会（穴在两耳尖连线中点处，用拇指端揉之）3分钟（图4-137）

清肝经（穴在食指末节螺纹面，自指面末节指纹推向指尖）3分钟（图4-138）

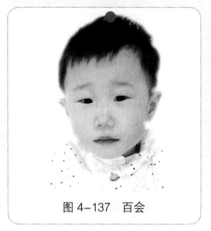

图4-137　百会

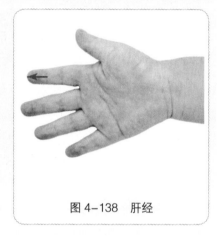

图4-138　肝经

根据症状加减

1.宝宝每次睡觉都尿床，一个晚上2~3次或更多，伴有怕冷，面色发白，腰酸腿冷，小便量多而颜色比较淡，大便清稀——

补肾经（穴在小指指面尺侧，由指尖到指根成一直线，自指根推向指尖）3分钟（图4-139）

揉外劳宫（穴在手背中，与内劳宫相对处，用中指端揉之）3分钟（图4-140）

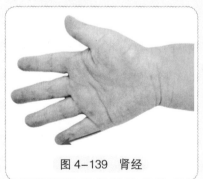

图4-139　肾经

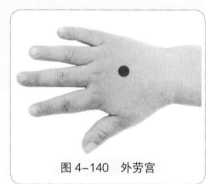

图4-140　外劳宫

2.多发生在生病后，睡觉时尿床的次数多，每次的尿量比较少，脸面呈苍白色，没有精神，没有力气，不爱吃饭，大便清稀——

图 4-141　脾经

补脾经（穴在拇指桡侧，赤白肉际处，由指尖到指根成一直线，自指尖推向指根）3 分钟（图 4-141）

预防与调护

1.自幼培养宝宝按时排尿的卫生习惯，安排合理的生活制度，白天不要让宝宝过度疲劳，睡前不要让宝宝过度兴奋。

2.临睡前 2 小时最好不要给宝宝喝水和含咖啡因的饮料，如茶、咖啡。少吃或不吃流质类的食品，避免吃过多凉性水果，如西瓜等。

3.床上可铺一层防水垫，以减轻宝宝的心理压力，可以睡得更加安稳。

4.要宝宝睡前先小解，夜间入睡后，家长定时唤醒宝宝排尿 1 ~ 2次。及时更换尿湿的床铺，以防止感冒。

5.不要责罚宝宝，以免造成宝宝的罪恶感。遗尿改善的时候，要多鼓励宝宝，给其信心。

6.对继发性遗尿，要注意对原发病的诊断和治疗。

7.推拿的同时可配合小药方以增强疗效。有第一种症状的遗尿可用山茱萸 15 克，韭菜 30 克。先煮山茱萸 20 分钟左右，再加入韭菜，煮 5 分钟，煎药液给宝宝服用。有第二种症状的遗尿可用莲子粉 20 克，粳米 100 克，同入锅内，加水适量，煮成粥给宝宝喂服。

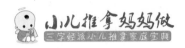

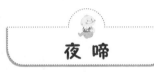

夜 啼

有些小宝宝一到夜里就开始哇哇哭个不停，哭累了才睡一会儿，甚至通宵达旦都不能入睡，这些小宝宝患有夜啼症了。夜啼是指小儿白天不哭，每到晚上就会哭闹不安，不能睡觉，甚至哭闹一个晚上，或者每天晚上都在固定的时间哭闹，民间俗称"夜哭郎"。本病持续时间少的几天就能好，多的要一个多月才能好。一般多见于半岁以内的婴幼儿。推拿对本病可以起到非常好的治疗效果。

基本处方

清肝经（穴在食指末节螺纹面，自指面末节指纹推向指尖）3 分钟（图 4-142）

掐揉五指节（穴在拇指间关节背面横纹及食、中、无名、小指近端指间关节背面横纹处，用拇指甲逐个掐本穴，继以揉之）3 分钟（图 4-143）

捣小天心（穴在掌根，大小鱼际交接之凹陷中，以中指尖或屈曲的指间关节捣之）3 分钟（图 4-142）

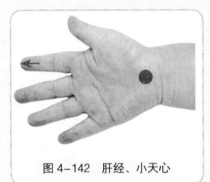

图 4-142 肝经、小天心

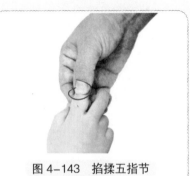

图 4-143 掐揉五指节

根据症状加减

1.宝宝喜欢仰着睡觉，不喜欢灯光，见到灯光哭闹更厉害，烦躁，腹部发热，眼泪较多，大便干燥，小便颜色深而且量少——

清心经（穴在中指末节螺纹面，自指面末节指纹推向指尖）3分钟（图4-144）

清天河水（穴在前臂内侧正中，自腕横纹至肘横纹成一直线，用食、中二指指腹，从腕横纹起，推至肘横纹）3分钟（图4-145）

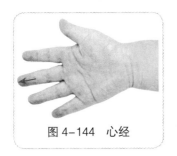

图4-144　心经

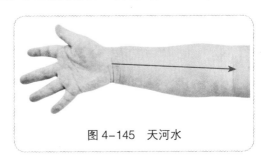

图4-145　天河水

2.宝宝喜欢趴着睡觉，哭闹声音比较低，哭闹的时候常常曲着腰，下半夜哭得更剧烈，给宝宝暖暖肚子时哭闹可以缓解，平时容易犯困，皮肤温度低，不爱吃饭，大便比较清稀——

补脾经（穴在拇指桡侧，赤白肉际处，由指尖到指根成一直线，自指尖推向指根）3分钟（图4-146）

推三关（穴在前臂桡侧，腕横纹至肘横纹成一直线，用食中二指并拢，自桡侧腕横纹起推至肘横纹处）3分钟（图4-147）

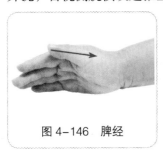

图4-146　脾经

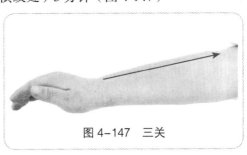

图4-147　三关

3.宝宝常常在睡梦中啼哭，像是比较恐惧的样子，喜欢家长抱着睡觉，唇与脸面的颜色一阵发青一阵发白——

开天门（用两拇指桡侧或指腹自眉心向额上交替直推）3分钟（图4-148）

猿猴摘果（两手食指、中指分别夹住耳尖向上提3～5次，再以拇指、食指之螺纹面捏耳垂轻轻下拽3～5次）5遍（图4-148）

4.宝宝睡眠时常常翻腾身子，夜间一阵一阵地哭闹，肚子发胀，经常打嗝，吐奶，不爱吃饭，有口臭，大便气味酸臭——

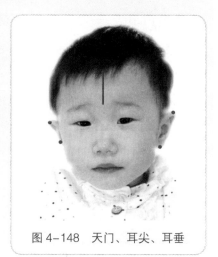

图4-148　天门、耳尖、耳垂

顺运内八卦（以掌中心为圆心，从圆心至中指根横纹约2/3处为半径，画一圆圈，用拇指面顺时针方向运内八卦）3分钟（图4-149）

揉板门（穴在手掌大鱼际平面，用左手托住患儿之左手，用右手拇指或食指在大鱼际平面的中点上做揉法）3分钟（图4-150）

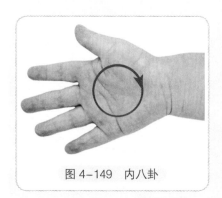

图4-149　内八卦

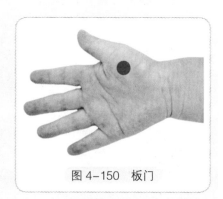

图4-150　板门

预防与调护

1. 保持居室安静，避免宝宝看到比较奇异的东西，避免宝宝听到比较奇异的声音或者比较大的响声，惊吓到宝宝。

2. 给宝宝及时更换尿布，调节室温，避免受凉。

3. 饮食不宜过凉，也不要过饱，尤其是晚饭。

4. 宝宝妈妈应保持心情舒畅，不要吃太凉、辛辣、甜腻的食品。

5. 可用小药方配合推拿治疗以增强疗效。蝉蜕 6 克，薄荷 3 克，灯心草 2 克，水煎服，通治各种夜啼。

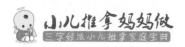

吐舌、弄舌

有些宝宝时常把舌头伸出口外，缓缓收回，或者将舌头时有露出时有收回，像玩弄舌头一样。若宝宝把舌头伸出口外，缓缓收回的，称为吐舌。将舌头时露时收、不断玩弄的，叫做弄舌。这些宝宝常常伴有低热、烦躁、大便气味臭、小便颜色深的症状。推拿对本病有较好的治疗作用。

基本处方

清天河水（穴在前臂内侧正中，自腕横纹至肘横纹成一直线，用食、中二指指腹，从腕横纹起，推至肘横纹）3分钟（图4-151）

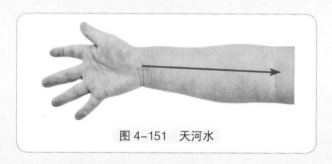

图4-151　天河水

清脾经（穴在拇指桡侧，赤白肉际处，由指尖到指根成一直线，自指根推向指尖）2分钟（图4-152）

清胃经（穴在手掌腕横纹至拇指根部，桡侧缘赤白肉际处，自腕横纹推向拇指根部）3分钟（图4-153）

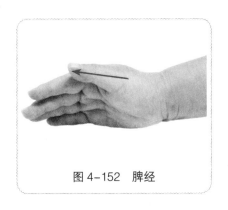

图 4-152 脾经

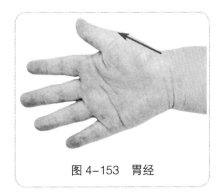

图 4-153 胃经

根据症状加减

1. 如果宝宝出现烦躁发惊的情况——

清肝经（穴在食指末节螺纹面，自指面末节指纹推向指尖）3 分钟（图 4-154）

捣小天心（穴在掌根，大小鱼际交接之凹陷中，以中指尖或屈曲的指间关节捣之）3 分钟（图 4-154）

2. 如果宝宝小便少而且颜色深——

清小肠经（穴在小指尺侧缘，由指尖到指根，自指根推向指尖）3 分钟（图 4-155）

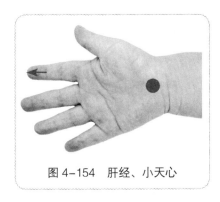

图 4-154 肝经、小天心

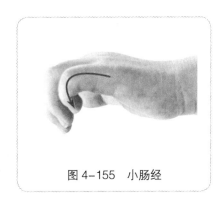

图 4-155 小肠经

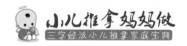

预防与调护

1. 注意调节宝宝的情绪，让宝宝少吃油腻的食物及甜食。

2. 可用小药方配合推拿治疗。冰片、硼砂、雄黄各等份，研成细面，用乳汁调成糊状，涂到舌上。

3. 有些病重的宝宝也可以出现吐舌、弄舌的症状，家长一定要仔细辨别，出现这种情况应当及时去医院治疗。

肌性斜颈

　　有些心细的家长会突然发现自己的小宝宝头常常朝一个方向歪斜，而且发现小宝宝的两侧面部不是太对称。医学上称这种情况为小儿肌性斜颈，又叫"先天性斜颈"，俗称"歪脖"。

　　本病表现为宝宝头向患病的一侧歪斜、前倾，而下颌则向健康的一侧旋转，宝宝不能自己放正头部，患病的一侧面部比健康的一侧略小。在患病一侧的颈部可以触摸到梭形或椭圆形的硬结，病情轻的可为较软的肿块或仅仅见到条索样增粗，颈部向健康的一侧旋转时，肿块突出比较明显。

推拿操作

　　1.宝宝仰卧，家长在胸锁乳突肌有硬结的地方施用按揉的方法。

　　2.提拿患病一侧的胸锁乳突肌。

　　3.家长一只手扶住宝宝的肩部，另一手扶住宝宝的头顶，使宝宝的头部渐渐向健康一侧的肩部倾斜，逐渐拉长患病一侧的胸锁乳突肌。反复进行多次。

预防与调护

　　1.家长在日常生活中（如喂奶、怀抱、睡眠、垫枕时）应随时注意矫正宝宝头的位置，采用与斜颈相反的方向，以矫正斜颈。

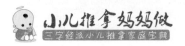

2.宝宝睡觉时应注意姿势，不要过早把宝宝竖直抱着，防止发生姿势性斜颈。

3.推拿的同时可配合外用小药方。当归、赤芍、红花、泽兰、威灵仙各10克，透骨草、伸筋草、香樟木、五加皮各15克。加水煎煮，用毛巾浸湿后在患病的部位做湿热敷，每天1次或2次。注意不要烫伤宝宝。

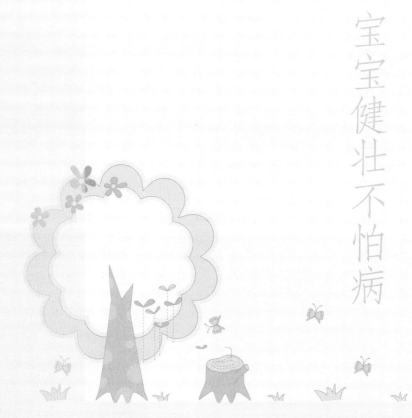

第五部分

平时重保健，宝宝健壮不怕病

醒脑明目保健方法

本法多用于学龄期儿童，在他们看书或者看电脑、电视比较多而造成眼睛疲劳、大脑疲惫的时候用。主要是通过按摩手法刺激相应穴位，增强眼周围肌肉的血液循环，改善眼部神经的营养，使眼睛疲劳及大脑的疲惫得以解除。

1. 揉攒竹：以左右两手拇指罗纹面，分别按左右眉内侧的凹陷处，称揉攒竹。用力不宜过重，以酸胀为宜。（图 5-1）

2. 按睛明：以左手或右手的拇、食二指罗纹面，按在目内眦角上方 1 分凹陷中，先向下按，然后向上挤，一按一挤，重复进行，以酸胀为宜。（图 5-1）

3. 揉四白：以两手示指罗纹面，分别按在目下 1 寸处，持续按揉，以酸胀为宜。（图 5-1）

4. 刮眼眶：以左右手示指屈成弓状，以第 2 指节的内侧面紧贴上眼眶，自内而外，先上后下刮眼眶，重复进行，以酸胀为宜。（图 5-1）

5. 揉太阳：以两手中指罗纹面，紧贴眉梢与外眼角中间向后约 1 寸凹陷处，按揉之，以酸胀为宜。（图 5-1）

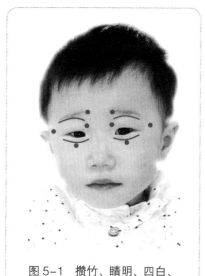

图 5-1　攒竹、睛明、四白、眼眶、太阳

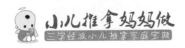

6.揉肝俞、肾俞：以拇指指腹按揉肝俞、肾俞，年长儿可采用拔罐方法。（图5-2）

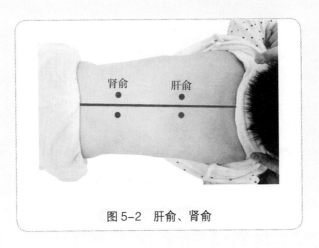

图5-2　肝俞、肾俞

以上方法，每天早晚各做1次，也可在视物过久（如连续看书后），眼睛疲劳，视物不清，或视力减退时运用。

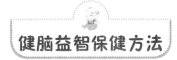

健脑益智保健方法

　　本法适宜于 3 周岁以下的婴幼儿，可以促进小儿智力开发，身心健康，精神愉快，并对小儿的五迟（立迟、行迟、发迟、齿迟、语迟）、五软（头项软、口软、手软、足软、肌肉软）、脑发育不全、脑病后遗症、脑震荡、脑外伤后遗症及各种惊风后遗症等导致智力低下的情况有一定的治疗作用。

　　1. 推五经：操作者用大指指腹自小儿小指指面至大指指面往返推动。（图 5-3）

　　2. 摇四肢关节：宝宝取坐位或仰卧位，摇四肢腕、髋、踝关节各 20 ～ 30 次；再用拇指、食指指面捻宝宝的 10 个手指和足趾各 3 ～ 5 遍。

　　3. 捏脊：宝宝取俯卧位或横卧在家长双腿上使其背朝上，家长以双手拇指、食指指面捏脊 3 ～ 5 遍，从尾骨端捏至大椎穴。从第 2 遍开始每捏 3 下向上提 1 下，重点提肾俞（穴在第 2 腰椎棘突下旁开 1.5 寸）、脾俞（穴在第 11 胸椎棘突下旁开 1.5 寸）、心

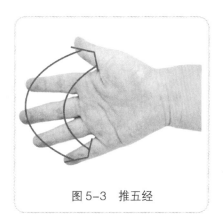

图 5-3　推五经

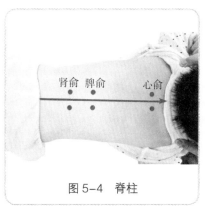

图 5-4　脊柱

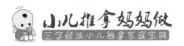

俞（穴在第 7 胸椎棘突下旁开 1.5 寸）穴。（图 5-4）

4.揉二马：穴在手背无名指掌指关节与小指掌指关节之间后陷中，以拇指或中指揉之，揉 10 分钟。（图 5-5）

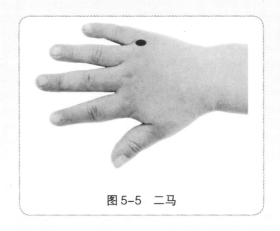

图 5-5　二马

以上方法，每日 1 次，连续 30 次为 1 个疗程，疗程间休息 1 周，再做第 2 疗程。

健运脾胃保健方法

　　健运脾胃保健推拿是保护宝宝健康成长的重要方法，可以健脾和胃，增进食欲，增强体质，增强抵御疾病的能力，适用于因脾胃虚弱而引起不爱饮食、呕吐、腹泻、疳积等宝宝的保健。

　　1. 补脾经：穴在拇指桡侧，赤白肉际处，由指尖到指根成一直线，自指尖推向指根。操作 5 分钟。(图 5-6)

　　2. 摩腹：用掌面或四指在腹部逆时针方向摩之。操作 5 分钟。(图 5-7)

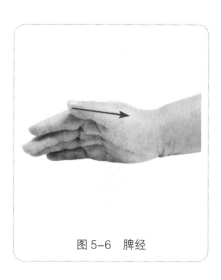

图 5-6　脾经

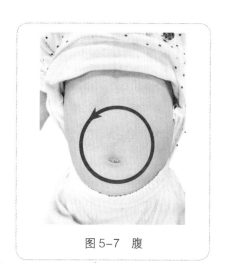

图 5-7　腹

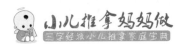

3. 揉足三里：穴在外侧膝眼下 3 寸，胫骨外侧约 1 横指处，以拇指端按揉之。操作 100 次。（图 5-8）

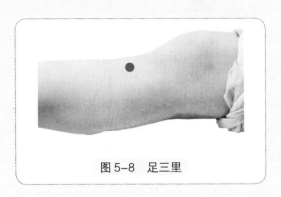

图 5-8　足三里

4. 捏脊：宝宝取俯卧位或横卧在家长双腿上使其背朝上，家长以双手拇指、食指指面捏脊 3～5 遍，从尾骨端捏至大椎穴。从第 2 遍开始每捏 3 下向上提 1 下，重点提肾俞（穴在第 2 腰椎棘突下旁开 1.5 寸）、脾俞（穴在第 11 胸椎棘突下旁开 1.5 寸）、心俞（穴在第 7 胸椎棘突下旁开 1.5 寸）穴。（图 5-9）

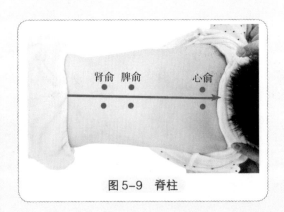

肾俞　脾俞　　　　　心俞

图 5-9　脊柱

以上方法一般在清晨或饭前进行，6 次为 1 个疗程，疗程间休息 3 天。急性传染病期间可暂停，待病愈后再进行。

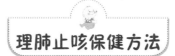

理肺止咳保健方法

本法可益气宣肺，顺气化痰，扶正祛邪，固表强卫，预防感冒，适用于体质虚弱、反复感冒、咳嗽气喘、肺炎恢复期、哮喘缓解期的宝宝。

1.清肺经：穴在无名指末节螺纹面，自指面末节指纹推向指尖。（图5-10）

2.清肝经：穴在食指末节螺纹面，自指面末节指纹推向指尖。（图5-10）

3.补脾经：穴在拇指桡侧赤白肉际处，由指尖到指根成一直线，自指尖推向指根。（图5-11）

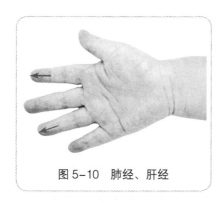

图5-10 肺经、肝经

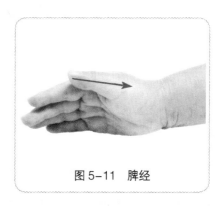

图5-11 脾经

4.清天河水：穴在前臂内侧正中，自腕横纹至肘横纹成一直线，用食、中二指指腹，从腕横纹起，推至肘横纹。（图5-12）

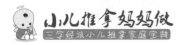

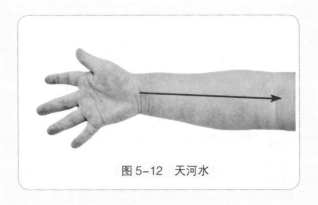

图 5-12　天河水

　　以上每个穴位各操作 5 分钟，一般宜在清晨进行。每天操作 1 次，5 次为 1 个疗程，疗程间休息 3 天，再继续进行第 2 疗程。

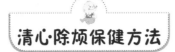

清心·除烦保健方法

本法可宁心安神，镇惊息风，适用于突然受到惊吓，出现惊恐不安、晚上哭闹不眠、急慢惊风等情况的宝宝。

1. 清肝经：穴在食指末节螺纹面，自指面末节指纹推向指尖。操作5分钟。（图5-13）

2. 清天河水：穴在前臂内侧正中，自腕横纹至肘横纹成一直线，用食、中二指指腹，从腕横纹起，推至肘横纹。操作5分钟。（图5-14）

3. 捣小天心：穴在掌根，大小鱼际交接之凹陷中，以中指尖或屈曲的指间关节捣。操作50次。（图5-13）

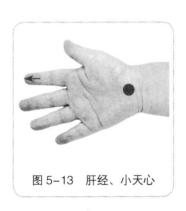

图5-13 肝经、小天心

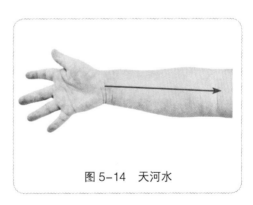

图5-14 天河水

4. 猿猴摘果：两手食指、中指分别夹住耳尖向上提3～5次，再以拇指、食指之螺纹面捏耳垂轻轻下拽3～5次。

5. 拍打背部督脉：让宝宝俯卧，或将宝宝抱起，俯在大人肩部，操作者食指、中指、无名指三指并拢，轻轻有节奏地叩拍宝宝脊柱（督

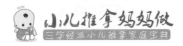

脉），自大椎向下，直至尾闾部，拍2~3分钟。在相当于心肺的部位，可改用空掌拍之。（图5-15）

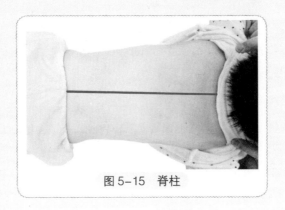

图5-15　脊柱

以上操作一般在睡前或下午进行，每天1次，6次为1个疗程，可连续2个疗程。

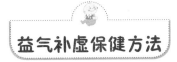

益气补虚保健方法

本法适用于体质虚弱，有容易生病、面色发黄没有光泽、形体消瘦、不爱吃饭、睡眠不安宁等表现的宝宝。

1. 补脾经：穴在拇指桡侧赤白肉际处，由指尖到指根成一直线，自指尖推向指根。操作 10 分钟。（图 5-16）

2. 推三关：穴在前臂桡侧，腕横纹至肘横纹成一直线，用食中二指并拢，自桡侧腕横纹起推至肘横纹处。操作 3 分钟。（图 5-17）

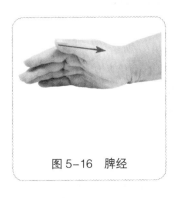

图 5-16　脾经

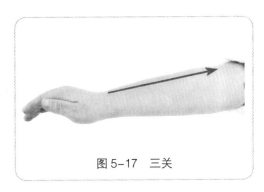

图 5-17　三关

3. 揉足三里：穴在外侧膝眼下 3 寸，胫骨外侧约一横指处，以拇指端按揉之。操作 100 次。（图 5-18）

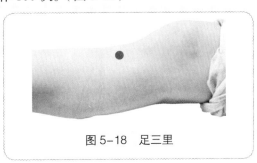

图 5-18　足三里

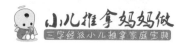
4. 捏脊：宝宝取俯卧位或横卧在家长双腿上使其背朝上，家长以双手拇指、食指指面捏脊 3 ~ 5 遍，从尾骨端捏至大椎穴。从第 2 遍开始每捏 3 下向上提 1 下，重点提肾俞（穴在第 2 腰椎棘突下旁开 1.5 寸）、脾俞（穴在第 11 胸椎棘突下旁开 1.5 寸）、肺俞（穴在第 3 胸椎棘突下旁开 1.5 寸）穴。（图 5-19）

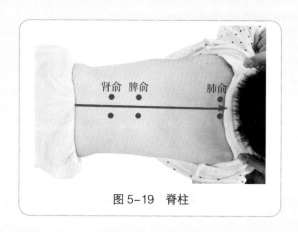

图 5-19　脊柱

以上操作每天 1 次，6 次为 1 个疗程，休息 1 天后再进行下一个疗程的操作。

附一

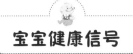

宝宝健康信号

　　婴幼儿不会用语言表达、描述不舒服，但他们的身体会发出一些信号来提醒我们。因此，家长要随时看、听、摸、闻，仔细观察宝宝的方方面面，以期尽早发现不良状况，判断可能哪里有问题，及时给予处理。即使已经生病，也能为医生提供比较详尽的信息。

观察项目	表现	可能的情况
精神状态	神情活泼，二目有神，呼吸均匀，反应灵活，哭声洪亮	无病，即使有病也较轻浅
	神情呆滞，萎靡或嗜睡，或烦躁不安，二目无神，呼吸不匀，反应迟钝，哭声低微	有病或病重
面色	红润有光泽	正常肤色
	肤色虽黑红但润泽，体格壮实无病	正常肤色，中气充沛
	面色通红	发热
	面色萎黄	脾虚或有湿浊
	面色萎黄伴形体消瘦	脾胃功能失调，疳证
	面色萎黄伴肚脐周围阵发性疼痛，夜间磨牙	肠中有寄生虫
	面色青	寒证、痛证、惊痫。病情一般较重
	面色黑	寒证、痛证、瘀证、水饮证
	面色白	寒证、虚证，或者气血不足
	面色白伴口唇、眼睑色白	贫血

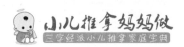

续表

观察项目	表现	可能的情况
眼部	眼角红赤	心火盛
	眼角淡白	血虚
	眼白红赤	风热上攻，肺火盛
	眼白发黄	黄疸
	眼白蓝斑	蛔虫症
	两目清澈	寒证
	两目混浊	热证
	全目红肿	肝经风热
	晨起眼睑浮肿	肾炎
	眼睑红赤湿烂	脾蕴湿热
	睡时眼睛闭不全，露睛	脾虚慢惊
	目眶凹陷，哭而无泪	吐泻脱水或慢惊
	眼圈晦暗	肾虚
头发	头发黑有光泽	健康
	头发枯黄，或头发稀疏，容易脱落	气血亏虚
姿势	喜欢俯卧	乳食积滞
	喜欢蜷缩而卧	腹痛
舌	舌不能伸出唇外，转动伸缩不灵，言语不清	舌系带过短
	舌吐出唇外，慢慢收回，或者时时用舌舔口唇，而致口唇四周色红，或脱屑，发痒	内热
鼻	鼻塞流清涕	风寒感冒
	鼻流黄稠涕	风热感冒
	鼻孔干燥	燥邪
	鼻流鲜血	肺热
口腔	口内白屑成片	鹅口疮
	齿龈红肿、疼痛	胃火

续表

观察项目	表现	可能的情况
耳部	耳内疼痛流脓	肝胆火盛
	以耳垂为中心的腮部漫肿疼痛	流行性腮腺炎
二阴	女孩前阴部潮红灼热	湿热下注，蛲虫病
	肛门潮湿红痛	尿布皮炎
	肛门裂开出血	便秘致肛门撑裂
皮疹	出疹细小，像麻粒，发热3~4天后出疹，口腔黏膜出现针尖大小的白色小点，周围红晕	麻疹
	皮疹细小，呈浅红色，发热不太重	风疹
	皮肤红如锦，疹点密布，身热，舌红绛，起粗大红刺，面颊红但口唇周围苍白	猩红热
	起丘疹、疱疹，结痂，可见疱疹内有水液，色清	水痘
	斑丘疹大小不一，忽出忽没，瘙痒剧烈	荨麻疹
大便	新生儿出生后3~4天内，大便为黏稠糊状，褐色，无臭气，一天拉2~3次	正常胎粪
	单纯母乳喂养的婴儿大便呈卵黄色，稠但不成形，稍微有酸臭气，一天拉3次左右	正常
	主要用牛奶或羊奶喂养的宝宝，大便颜色淡黄，较干硬，有臭味，一天拉1~2次	正常
	便秘	体内有热
	大便稀，夹有白色凝块	乳食积滞
	大便稀，颜色黄，气味臭秽	大肠有湿热
	大便红白黏冻	痢疾（需要特别警惕）
	婴幼儿大便呈果酱色，一阵一阵哭闹	肠套叠（需要特别警惕）
	大便色泽灰白	胆道阻滞（需要特别警惕）

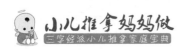

续表

观察项目	表 现	可能的情况
小便	小便清澈量过多	体内有寒
	小便色黄量少	有热
	尿色深黄	体内有湿热
	若颜色像浓茶一样呈黄褐色	湿热黄疸
	尿色红，像洗肉水，或者镜检红细胞增多	尿血
呼吸	若呼吸稍快，用口呼吸	鼻子堵塞
	呼吸急促，喉咙间有哮鸣声	哮喘
	呼吸窘迫，面色青，不咳嗽或呛咳	异物堵塞气道
咳嗽	干咳无痰或痰少黏稠	天气干燥，吃辛辣食品，烹饪时燥类调味品过多等
	咳声清高，鼻塞声重	感冒
	咳嗽频繁，痰稠难以咳出，喉中痰鸣	内有痰热
	咳声嘶哑像犬吠声	白喉，急性喉炎
气味	口气臭	肺胃积热，伤食积滞
	口气血腥味	齿龈出血，肺胃出血
	大便酸腐	伤食
	大便臭味不明显，完谷不化	脾胃虚寒
	小便气味臊臭	湿热下注
	呕吐物酸腐	食滞化热
发热	夜间发热，腹壁及手足心热，腹满不食	内伤乳食
印堂（眉心）	印堂有红色红筋	心肺有热，颜色变紫为热重
	印堂、山根（两目中间鼻梁凹陷的地方）色青	肝经风热
	印堂色黑	风寒入肾
	印堂色白	肺经有痰
	印堂色黄	脾胃已伤

附二

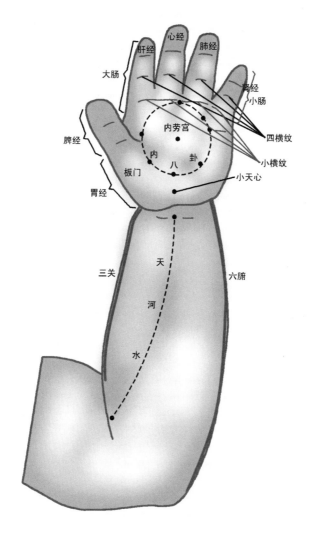

手掌面及前臂

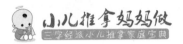

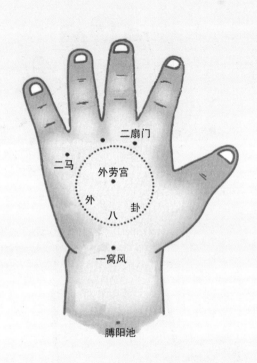

手背面